怀孕这样调

怀得上，生得顺，养得好

宋卫云 编著

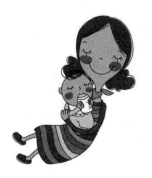

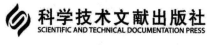

科学技术文献出版社
SCIENTIFIC AND TECHNICAL DOCUMENTATION PRESS

·北京·

图书在版编目（CIP）数据

怀孕这样调：怀得上，生得顺，养得好 / 宋卫云编著. —北京：科学技术文献出版社，2015.11

ISBN 978-7-5189-0753-3

Ⅰ. ①怀… Ⅱ. ①宋… Ⅲ. ①妊娠期—妇幼保健—基本知识 Ⅳ. ① R715.3

中国版本图书馆 CIP 数据核字（2015）第 239900 号

怀孕这样调：怀得上，生得顺，养得好

| 策划编辑：崔灵菲 | 责任编辑：安子莹 | 责任校对：赵 瑷 | 责任出版：张志平 |

出 版 者　科学技术文献出版社
地　　址　北京市复兴路15号　邮编　100038
编 务 部　(010) 58882938，58882087（传真）
发 行 部　(010) 58882868，58882874（传真）
邮 购 部　(010) 58882873
官 方 网 址　www.stdp.com.cn
发 行 者　科学技术文献出版社发行　全国各地新华书店经销
印 刷 者　北京中印联印务有限公司
版　　次　2015 年 11 月第 1 版　2015 年 11 月第 1 次印刷
开　　本　710×1000　1/16
字　　数　185千
印　　张　15
书　　号　ISBN 978-7-5189-0753-3
定　　价　29.80元

前　言

　　孕育一个生命对于女性而言是最平常不过的事情。可是在这平常之中，却有着许多大大小小可能会影响到胎儿健康、甚至生命的问题，所以说，怀孕是妈妈与宝宝同甘苦、共患难的一段最特殊的时间。

　　从孕前准备、十月怀胎、平安分娩到坐月子，每一个不可预知其实都是有科学理论和预防措施的。因此，每一对夫妇都要储备丰富的妊娠知识，让自己既能从容面对孕产期遇到的各种问题，又能为孩子的到来保驾护航。孕妈妈还可以在贴心照顾自己的同时，加深与胎宝宝之间的感情。

　　本书在呵护胎儿的基础上，从孕妈妈的角度出发，帮助每一位孕妈妈做好怀得上、生得顺、养得好的孕产三步曲。

　　怀得上，通过介绍各种孕前检查、提高受精卵质量的有效方法、孕前需要补充的营养及诸多影响怀孕的原因等，帮助"预备爸妈"做好孕前准备，为宝宝的到来铺路。

　　生得顺，通过介绍宝宝到来的信号、孕期饮食宜忌总原则、孕期十个月的营养调理、孕期检查、孕期常见疾病的防治方法及胎教知识等，帮助"准爸准妈"孕育健康的宝宝。其中孕期十个月的营养调理，本书按月进行了详细而有针对性的介绍，更为实用和科学。

养得好，通过介绍产后妈妈的饮食调养、月子护理常识、产后小问题的解决及全面了解宝宝的健康标准等，帮助"新手爸妈"科学轻松坐月子，保护母婴健康。

在本书中，有大大小小关于妊娠的知识点，分类明确，方便新手爸妈查找。同时，在这大大小小的知识点中，贯穿始终的是科学且有针对性的营养食谱，方便每一位新手爸妈照搬使用，进行身体调理。同时，书中还搭配有小贴士和精致插图，让新手爸妈阅读起来更加轻松、有趣。

怀孕三个最重要的阶段——孕前准备、十月怀胎、分娩产后，每一个阶段的关键都在于"调养"，而本书，恰恰想你所想，知你所知，帮你做好妊娠调理，让你怀得上、生得顺、养得好，整个妊娠期都安心无忧！

编　者

2015 年 10 月

目 录 Contents

第三章　养得好，母婴健康都重要

Contents

第一章

怀得上，为宝宝的到来铺路

PART 1 孕前1年, 检查身体治疾病

孕妈孕爸都要做好身体检查

很多人都有这样的想法：自己在单位每年都进行体检，身体很正常，还用得着再重复地做孕前检查吗？

专家认为，一般的体检并不能代替孕前检查。体检主要包括：肝、肾功能，血常规，尿常规，心电图等，以最基本的身体检查为主。但孕前检查主要检测对象是生殖器官及与之相关的免疫系统、遗传病史等。特别是在取消强制婚检的今天，孕前检查能帮助你在怀孕前发现异常，及时治疗和避免潜在问题，将身体和心理都调整到最佳状态，并在医生指导下有计划地怀孕，减少宝宝出生缺陷的概率，保证准妈妈平安度过孕期和分娩期。所以，孕前检查对于孕爸孕妈来说是一个都不能少的。

从现代医学保健来看，孕前检查最好安排在怀孕之前3~6个月进行，以便在发现异常或不适合怀孕的问题时，能够有足够的时间进行治疗。

孕前保健，请一定要到有资质的医疗保健机构，这样才能确保检查的科学性和准确性，也能接受到正规的孕前卫生指导和孕前咨询。

哪些人需要做孕前检查

①没有做过婚检的备孕夫妇。

②夫妇双方或一方有遗传病史、家族遗传病史、慢性疾病、传染病等。

怀孕这样调：

怀得上，生得顺，养得好

③女方年龄≥30 岁。

④有不良产史，如习惯性流产、死胎、死产、智力低下儿等。

⑤未接种过乙肝疫苗的备孕夫妇。

⑥夫妇双方工作生活中接触不良因素，如接触放射性物质、化学农药等。

⑦有不良生活习惯，如长期吸烟、酗酒、药物成瘾等。

⑧饲养宠物者。

备孕妈妈的孕前检查项目

1. 生殖系统

检查内容：通过白带常规检查，筛查滴虫、真菌、支原体、衣原体感染，阴道炎症及淋病、梅毒等性传播疾病。

检查目的：是否有妇科疾病。如患有性传播疾病，最好先彻底治愈，再怀孕，否则会引起流产、早产等危险。

2. 脱畸全套

检查内容：风疹、弓形虫、巨细胞病毒。

检查目的：60%～70%的女性都会感染上风疹病毒，一旦感染，特别是妊娠前 3 个月，会引起流产和胎儿畸形。

3. 肝功能

检查内容：肝功能检查目前有大小肝功能两种，小肝功能检查包括谷丙转氨酶、谷草转氨酶、总胆红素、直接胆红素、间接胆红素等 11 项检查；大肝功能检查则包括乙肝全套、血糖、胆质酸等 33 项检查。

检查目的：如果母亲是肝炎患者，怀孕后会造成胎儿早产；肝炎病毒还可能直接传播给孩子。

4. 尿常规

检查内容：尿液的浊度、颜色、尿比重、尿 pH、尿糖、尿酮体、尿蛋白、尿胆原、尿胆红素及尿亚硝酸盐等。

检查目的：了解是否有泌尿系统感染，其他肾脏疾患的初步筛选，间接了解糖代谢，胆红素代谢。由于在孕期，孕妇身体会发生各种各样的变化，而且变化迅速，加上胎儿对营养的需求，这对孕妇的肾脏来说是个不小的压力，所以孕前做好尿常规的检查非常重要。

5. 口腔检查

检查内容：如果牙齿没有其他问题，只需洁牙就可以，如果牙齿损坏严重，就必须拔牙。孕期如非必须，最好不做洗牙、拔牙等口腔疾病治疗。

检查目的：由于孕期改变，孕妈妈容易出现牙齿问题，因此在孕前做牙齿检查，有问题及早处理，避免孕期牙齿出现问题，用药、治疗等对胎儿造成不良影响。

6. 妇科内分泌

检查内容：卵泡促激素、黄体生存激素等 6 个项目。

检查目的：诊断是否有月经不调等卵巢疾病。

7. 染色体异常

检查内容：遗传性疾病。

检查目的：检查是否有遗传性疾病。

4

怀孕这样调：
怀得上，生得顺，养得好

8. ABO 溶血

检查内容：包括血型和 ABO 溶血滴度。

检查目的：避免婴儿发生溶血症。

体检当天清晨需空腹，禁食、禁水，因为有些检查项目需要空腹。早晨起床第一次排的尿液，收集少许，放入干净的小玻璃瓶中，以备化验时使用。B 超检查前要憋尿，要在膀胱充盈的情况下做 B 超检查。此外，孕前检查还应避开月经期。

备孕爸爸的孕前检查项目

1. 精液检查

男性孕前检查项目最重要的就是精液检查。通过精液检查，可以获知精子活力，是否少精或弱精，精子的畸形率、死亡率，判断是否有前列腺炎等，并提出相应的建议和决定是否采用辅助生殖技术。

2. 泌尿系统检查

男性泌尿生殖系统的毛病对下一代的健康影响极大，因此这个隐私部位的检查必不可少。如果觉得自己的睾丸发育可能有问题，一定要先问一下父母，自己小时候是否得过腮腺炎，是否有过隐睾、睾丸外伤和手术，睾丸疼痛肿胀、鞘膜积液、斜疝、尿道流脓等情况，如果有，要将这些信息提供给医生，并仔细咨询。

3. 体格检查

有些人如果结婚几年了也没有进行体格检查或者没做过婚检，那么肝炎、梅毒、艾滋病等传染病检查也是很必要的。检查时，医生还会详细询问体检者及家人以往的健康状况，曾患过何种疾病，如何治疗等情况，特别要重点询问精神病、遗传病等，必要时还要检查染色体、血型等。

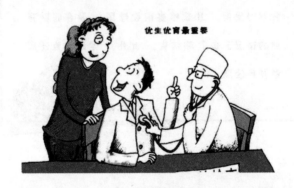

优生优育最重要

这些疾病，最好治愈后再怀孕

怀孕的历程是对准妈妈身体的一次严峻考验，各个器官都将超负荷运转9个月之久。如果质量不过硬，中途"亮起红灯"或者"临时抛锚"，危险就大了。而且妊娠期，用药和治疗都将受到很大的限制。所以，有些疾病，一定要彻底治愈后再计划怀孕事宜。

怀孕这样调：

怀得上，生得顺，养得好

1. 心脏病

怀孕后，心脏要向子宫输送大量的血液，机体会消耗大量的氧气，而体内也会出现水、钠的滞留等，如果女性在孕前患有心脏病，这些因素都会加重心脏的负担。

所以，患有心脏病的女性一定要慎重考虑怀孕的问题，患有一级和二级心脏病的女性经过治疗后，在医生的指导和监测下是可以怀孕的，但是，患有三级和四级心脏病的女性，严禁怀孕。

2. 高血压

怀孕以后，随着体内激素水平变化、胎儿体积增大，准妈妈血容量负荷增加，不仅会增加患妊娠高血压综合征的风险，也很容易加重原有的高血压疾病。所以，准备怀孕时，每个女性都要提前了解自己的血压状况，将血压控制在正常范围。

如果是继发性高血压，那么多是慢性肾炎、大动脉炎等疾病所致。把原发病解决或控制好以后，高血压问题就自然解决了，解决了高血压问题就可以准备怀孕了。

排除了继发性高血压的可能，患原发性高血压的女性想要怀孕，就比较麻烦了。首先，她们必须排除心脏病、肾功能损伤等并发症，因为即使血压控制稳定了，倘若存在严重的器质性病变，那么也不适宜怀孕。而且，原发性高血压女性要在医生的指导下，提前半年把降压药换成对妊娠影响较小的类型，因为孕早期三个月，是胎儿各器官分化形成的关键时期，某些药物可能导致胎儿畸形、流产或死胎。当然，如果能停用降压药，通过运动、低盐饮食、放松心情就能将血压控制好，就更好了。

只有将血压长期控制在正常范围，即 140/90 毫米汞柱以内，才有条件考虑妊娠。如果血压忽高忽低或短时间内才控制好，就别着急要孩子。

3. 糖尿病

一般情况下，妊娠会加重糖尿病的病情，而且危害胎儿。数据显示，糖尿病准妈妈所怀的胎儿死亡率很高，巨大儿和畸胎率比正常准妈妈高出3倍。而且由于孕早期妊娠呕吐，孕中、晚期胰岛素分泌量比孕前增加2倍多，分娩时子宫肌肉消耗大，进食少等原因，糖尿病准妈妈要比正常准妈妈更容易发生酮症酸中毒。此外，糖尿病准妈妈由于全身小血管壁增厚，管腔狭小，容易并发妊娠高血压综合征。糖尿病还会使准妈妈的免疫力下降，在孕期和分娩时容易发生泌尿生殖系统感染，甚至发生败血症。糖尿病准妈妈还容易羊水过多，从而在孕期或分娩时引发心肺功能失常。

因此，严重的糖尿病患者不宜怀孕。如果是轻型的，不用胰岛素就可以控制住尿糖，或虽用胰岛素，但用量不大，无明显肝肾功能损害者且体质较好，可以在控制好血糖的情况下受孕。但孕后要严格按照医生要求做孕期检查，控制饮食。

4. 牙周炎

美国几乎有12%的婴儿都是孕期不到37周出生的早产儿，其中一些就是由于孕妈妈患牙齿疾病所引起的。资料显示，患重度牙周炎的准妈妈早产的风险是牙周健康者的8倍之多。

研究证实，牙周炎患者牙周的细菌可以产生足够的内毒素，激活淋巴细胞等产生大量的炎性因子，进入准妈妈的血液循环，甚至进入胎盘，使准妈妈在孕晚期出现比正常情况更快的阵痛，导致胎儿未发育完全就过早出世。早产增加了婴儿出生后的死亡率和先天缺陷率，如智障、脑瘫、视力和听力缺乏等。

怀孕这样调：

怀得上，生得顺，养得好

而且怀孕后，由于体内性激素的变化，牙龈容易充血肿胀。如果孕前存在牙周疾病，怀孕后牙周炎症会更加严重，不得不使用药物。但此时用药有很多限制，稍有不慎便会影响胎儿的正常发育。

因此，牙周疾病患者在怀孕之前一定要做全面的口腔检查，发现问题之后及时治疗，治愈后再怀孕。

5. 肾病

妊娠会使全身的血容量逐渐增加，因此，孕前患有肾病，孕后肾脏的负担就会比正常准妈妈更为加重，容易导致病情恶化，甚至发生肾脏功能衰竭。而且，肾病准妈妈在怀孕中晚期比正常准妈妈更容易发生妊娠高血压综合征，使肾脏损害加重，由此影响胎盘功能，造成胎儿发育迟缓，还易使胎儿在子宫里因缺氧而难以成活，出现流产或死胎。

所以，严重的肾病患者不宜妊娠。症状较轻且肾功能正常者，在经过合理治疗，把水肿、蛋白尿和高血压等症状控制住后，可以在医生的允许下妊娠，但一定要警惕妊娠高血压。

6. 肺结核

早期的肺结核不易发现，如果出现持续数日的低热、易疲劳、咳嗽、咳痰、盗汗、消瘦等症状，一定要尽快去医院检查有无结核病。

如果被检查患有结核病，要积极配合医生治疗。虽然结核菌一般不会经胎盘侵入人体，但是，如果孕妈妈得的是开放性肺结核，就很容易传染给刚出生的宝宝。所以，患有结核病的女性应该在病愈至少两年后再怀孕。

7. 贫血

如果孕前贫血没有治愈就怀孕了，那么孕期可能会出现营养不良，贫血加重等现象，甚至还会出现胎儿宫内发育迟缓、早产或死胎的危险。对准妈妈来说，孕前贫血还可能引起贫血性心脏病，并心力衰竭、产后出血、产后感染等，因此贫血的女性最好等到贫血治愈后再怀孕。

8. 宫颈柱状上皮异位

宫颈柱状上皮异位即我们平时所说的宫颈糜烂，容易造成经久不孕。炎症细胞的侵蚀会使宫颈黏液变得黏稠并含有较多炎性细胞，导致精子活力降低。在通过宫颈时，精子容易被吞噬细胞吞噬或被细菌毒素破坏，影响受孕。

怀孕后，随着体内雌激素和孕激素水平不断增高，宫颈柱状上皮异位会明显加重，造成阴道出血。尽管不直接影响胎儿发育，但如果未能及时治疗，会使孕妈妈的抵抗力降低，引起生殖器官感染，导致胎膜早破，羊水流失，诱发流产。

9. 盆腔炎

盆腔炎是育龄女性的常见病和多发病，表现为子宫内膜炎、输卵管炎、输卵管积脓、卵巢炎等多种疾病。如果子宫内膜存在炎症，怀孕后很容易流产。

如果孕前存在慢性盆腔炎，长期不愈容易造成输卵管粘连，形成狭小甚至闭塞等变形。这样就不能使精子或受精卵顺利到达子宫腔着床。卵巢功能受到损害后，容易发生月经失调，这些都是导致不孕的重要因素。

10. 阴道炎

真菌性阴道炎如果在孕前治疗不彻底，怀孕后因阴道上皮糖原增多，阴道酸性增大，再加上阴道黏膜充血、湿润，极适宜真菌生长繁殖，易致真菌性阴道炎再发。待分娩胎儿从阴道通过时，就很容易使胎儿感染上

怀孕这样调：
怀得上，生得顺，养得好

真菌。

滴虫性阴道炎在孕前未治愈，孕期往往会继发其他细菌的感染。感染蔓延到宫腔，可以引起宫腔感染。在孕早期容易引起流产、胎儿畸形；在孕中期容易造成胎膜早破、胎盘早剥，同时通过胎盘直接引发胎儿感染。

如果是滴虫性阴道炎，滴虫会吞噬精子，妨碍有利于精子在阴道存活的乳酸产生。大量分泌物还会使精子活动受限，导致不孕。

患有乙肝，怀孕要抓准时机

1. 乙肝母亲所生婴儿中约有40%被感染

乙肝本身是一种传染性疾病，且母婴传播是乙肝病毒传播的一个很重要的方式。研究表明，乙肝母亲所生婴儿中约有40%被感染。母亲如果是"大三阳"，被感染的概率会达到90%以上。

乙肝母婴传播主要有3个途径：一是通过胎盘造成胎儿宫内感染；二是经阴道分娩或产钳助产造成的胎儿局部皮肤受损，使少量母亲血液渗入而引起分娩期感染；三是分娩后可通过唾液或母乳把病毒传染给婴儿。

随着医学技术的提高，乙肝病毒母婴阻断的成功率越来越高，所以，乙肝患者只要做好充分的准备，还是可以怀孕的。

2. 乙肝女性怀孕的最佳时机

如果是单纯乙肝表面抗原阳性，或是"小三阳"，乙肝病毒脱氧核糖核酸阴性，这说明体内病毒处于稳定状态。这类女性是可以怀孕的。在孩子出生后24小时内接种乙肝疫苗即可避免传染。阻断母婴传播最关键的是在孩子出生24小时内进行乙肝疫苗、乙肝免疫球蛋白联合免疫，越早阻断效果越好，此外，第1次疫苗接种后1个月和6个月时，还要分别接种第2针和第3针乙肝疫苗。不过，治愈后再怀孕安全性更高。若诊断显示"大三阳"，同时乙肝病毒脱氧核糖核酸呈阳性，则说明有明显传染性。这类女性需要在医生指导下进行正规抗病毒治疗半年或一年时间，停药半年，检查合格后再考虑怀孕，停药期间选择计生用具避孕。

3. 三种异常不宜怀孕

肝炎的急性期和肝炎后肝硬化不能怀孕生育，慢性乙型肝炎也不宜怀孕，这既是为了母亲健康，同时也避免怀孕后将病毒传染给胎儿。

4. 怀孕了也不能放松警惕

（1）定期去指定医院做孕检

乙肝准妈妈怀孕期间要定期到指定医院进行孕期检查，包括肝功能系列指标、血常规、B超等，了解肝脏变化情况。如果肝功能出现明显异常，身体明显感觉不适，就应该经产科和传染科大夫会诊，决定是否继续妊娠。

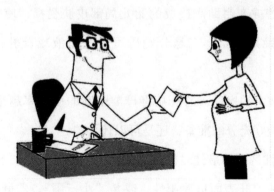

怀孕这样调：

怀得上，生得顺，养得好

（2）注射免疫球蛋白

如果乙肝准妈妈是"小三阳"，那么，怀孕第 7 个月、第 8 个月、第 9 个月每月注射一针乙肝高效免疫球蛋白；如准妈妈是"大三阳"，则需从怀孕第 4 个月开始，每月注射一针。

（3）禁止使用肝毒性药物

乙肝患者怀孕后，应该停止使用各种具有肝毒性的药物，如抗生素、抗结核药物、治疗糖尿病的药物等。怀孕 6 个月后可以在医生的指导下，谨慎使用一些比较安全的降酶药。

（4）节制性生活

肝炎准妈妈应特别注意节制性生活，要视肝炎的情况和孕周的大小来调整。怀孕前 3 个月和后 3 个月应尽量避免性生活，妊娠 36 周以后，应绝对禁止性生活，以防止流产、胎膜早破及宫内感染。

5. 乙肝妈妈也能哺乳

如果妈妈没有什么身体不适，仅表面抗原阳性，新生儿又经过联合免疫，就可以母乳喂养。不过，喂养时要格外注意卫生。亲喂时要先用温水清洁乳头，一旦发现乳头有破损、溃烂，要立即停止哺乳。

如果使用奶瓶喂奶，喂奶前要对奶瓶消毒，自己要仔细清洗双手。而且注意平时不要亲吻孩子，更不要口对口地喂宝宝吃饭。

还应尽量减少同宝宝身体上的过多接触，自己的洗漱用品、餐具要勤消毒，并且保证与宝宝的用品绝对隔离。不要以为宝宝注射了乙肝疫苗就万无一失了，其实宝宝刚刚注射疫苗时免疫力还很弱，如果不注意，还是有可能受到感染的。

乙肝 "大三阳" 妈妈如果病毒复制活跃，最好不要给宝宝喂母乳，以免把乙肝病毒传染给孩子，可以采取人工喂养。

孕妈贫血，不要觉得是小事

1. 为什么孕期会贫血

孕妈妈在妊娠期由于血容量增加，而其中血浆增加比红细胞增加相对较多，血液被稀释，因此容易出现生理性贫血。贫血对母体的健康和胎儿的发育都会造成非常不良的影响。为了防止孕期贫血，孕前就要注意补血，合理安排饮食，为受孕及胎儿营养供应打下良好的基础。

但是有些女性怀孕前身体很健康，怀孕后也会得孕期贫血。对于这种情况要怎么判断自己是否会得孕期贫血，是否需要孕前补血呢？这主要是看孕前的检查和身体状况。

如果怀孕前猪肝、血制品、瘦肉进食较少，且经常出现头晕、无力、易疲劳、心悸等现象，都有可能在孕期出现贫血，如果自己眼睑、口唇、指甲发白甚至脸色苍白，也是严重贫血的表现，怀孕后更容易出现贫血。

怀孕这样调：

怀得上，生得顺，养得好

2. 孕前科学补铁很重要

如果孕前贫血没有及时治疗的话，进入妊娠期后很可能发展为严重贫血。而缺铁性贫血是贫血最常见的类型，所以孕前应该多补铁。

补铁并不是多吃含铁食物就可以了，有的时候很多准备怀孕的女性或孕妈妈都会有这样的疑问，即明明吃了很多含铁丰富的食物，但还是会贫血。这是因为食物中的铁没有很好地被人体吸收和利用。

铁可分为两种：一种是非血红素铁，另一种是血红素铁。非血红素铁来自于蔬菜、谷物等植物性食物，其吸收受到很多因素的影响，吸收率很低，仅为3%左右。血红素铁来自于动物性的食物，如瘦肉、动物肝脏和血等，比非血红素铁的吸收率要高很多，为20%～25%。

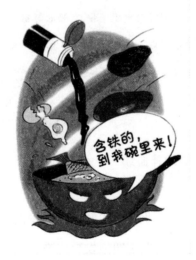

在膳食中，铁的平均吸收率在10%左右。也就是说，你补充了30毫克的铁，但能被人体吸收的只有3毫克。而孕期铁的需要量更是大大增加。这样就不难理解为什么缺铁性贫血的准妈妈如此多了。

为了预防孕期贫血，女性在孕前及孕早期，就要多吃瘦肉、家禽、血（鸭血、猪血）、蛋类等富铁食物。吃含草酸多的蔬菜，如菠菜、空心菜、韭菜等。如果害怕蔬菜中的草酸会有影响，可先用开水将菜焯一下，使草酸溶于水中，这样影响就少多了。最好同时吃些富含维生素 C 和维生素 B_2 的蔬菜水果，如油菜、菜花、青椒、西红柿、橙子、猕猴桃等。此外，还要注意优质蛋白的摄入，以增加铁在肠道中的吸收。

食补加上服用吸收率高的铁剂，是预防和纠正贫血的最佳途径。但口服铁剂容易出现便秘、恶心等胃肠道不良反应，所以不要盲目选择，建议听取专业医师或营养师的指导。

3. 备孕 4 个生理期的补血经

（1）卵泡期

生理期的第 1 ~ 12 天，此时卵泡开始在卵巢内成长，同时卵巢分泌出激素帮助子宫内膜成长。要促使卵泡发育成熟，应以补血养阴为主，同时注意补肾。

枸杞是一种味甘、性平，具有补肝肾、明目、润肺功效的补阴药。常常被当作滋补调养和抗衰老的良药。

怀孕这样调：
怀得上，生得顺，养得好

16

枸杞银耳羹

材料：银耳一小块，枸杞 10～15 粒。

做法：银耳泡软、去根后放在锅里，加适量清水，以刚没过银耳即可。大火炖 10 分钟，加入枸杞，改小火慢熬，待银耳变透明后关火，加适量冰糖即可食用。

注意：枸杞温热身体的效果相当强，正在感冒发热、身体有炎症、腹泻的人最好别吃。一般来说，健康的成年人每天吃 20 克左右的枸杞就够了，不要过量。

（2）排卵期

一般在下次月经来潮的前 14 天左右。卵泡成熟后便排出卵子，经输卵管由卵巢送往子宫。要促发排卵，应在养精血的基础上加入通络、行气、活血的药物。

丹参补血的作用和四物汤不相上下，而且除了补血之外，丹参还能活血调经、清心除烦、止痛安神。

丹参海蜇皮

材料：海蜇皮 500 克，丹参 15 克，葱、姜、盐、味精、香油各适量。

做法：海蜇皮盐水浸泡备用，丹参洗净切片，葱切段，姜切片；丹参、葱段、姜片一起放入炖锅内，加水大火烧开，转小火煲 20 分钟；海蜇皮切段放入锅里，加盐、味精、香油调味即可。

注意：大剂量丹参可能会引起人体过敏，须注意用量，一般为 9～15 克。

（3）黄体期

生理期的第 15～28 天。此时为排卵后期，若没有受精则子宫内膜停止生长。此时应阴阳并补，以补肾阳为主，以便增加黄体功能，创造一个好的受孕环境，为孕卵着床准备条件。

熟地味甘、性温、质润，可入肝经、肾经，具有补血滋阴，补精益髓的功效。

熟地粥

材料：熟地30克，粳米适量。

做法：将熟地用纱布包裹后放入砂锅，加入300毫升清水，浸泡30分钟，大火熬煮；数沸后，药汁呈棕黄色且有药香时，放入粳米改小火熬煮，至粳米烂熟，去掉熟地即可食用。

注意：熟地的有效成分很难用水浸泡出来，所以，与粳米一起熬粥是较好的选择。

（4）月经期

此时子宫内膜因无法继续成长而日渐剥落，血液和破碎黏膜由子宫经阴道排出。此时应因势利导，活血调经，以求行经通畅。

肉桂是温补药材，能温中补阳、散寒止痛、活血通经、促进血液循环。

肉桂牛肉

材料：肉桂4克，牛肉250克，生姜、盐、黄酒、味精、葱各适量。

做法：肉桂洗净，切成2厘米长、1厘米宽的条，牛肉切块，放入锅中，加适量清水，放入佐料，炖熟即可。

注意：桂皮性热，适合天凉时节食用，夏季忌食桂皮。且桂皮活血，易损胎气，准妈妈一定要慎食。阴虚火旺、血热型或有其他热病患者都应忌食。

怀孕这样调：

怀得上，生得顺，养得好

4. 孕前补血食谱大推荐

桂圆大枣粥

材料：粳米200克，桂圆（干）10个，大枣6个，姜丝、白糖各适量。

做法：大枣洗净，去核；桂圆去壳与核，取肉冲净；水烧开后放入粳米，煮开后放入大枣和姜丝，粥熬好后再放入桂圆肉和白糖，再煮5~6分钟即可。

功效：补血安神、开胃健脾，尤其适合贫血的女性孕前食用。

注意：也可用糯米煮粥，粥中加一点枸杞、桂圆和大枣，效果会更好。

清蒸鳜鱼

材料：鳜鱼1条，鱼露、姜片各适量。

做法：鳜鱼去鳞、鳃和内脏，洗净，鱼身切花刀，控干水后放在盘中，把姜片放在鱼腹中和鱼身上；蒸锅水烧开，放入鳜鱼，大火蒸8~10分钟后取出，把鱼露淋在鱼身上；锅中热适量油，浇在鱼身上即可。

功效：补气血、益虚劳，特别适宜气血虚弱的备孕女性食用。

注意：吃鱼前后忌喝茶。

猪肝菠菜汤

材料：菠菜、猪肝各125克，猪油（炼制）10克，姜、葱、盐、淀粉、味精各适量。

做法：菠菜择洗干净，入沸水焯熟，切段；鲜猪肝洗净，切成薄片，与盐、味精、水淀粉搅拌均匀；葱姜洗净，葱切段，姜拍破；将清汤烧沸，放入姜、葱、熟猪油同煮；几分钟后，放入拌好的猪肝片及菠菜，至猪肝片、菠菜煮熟即可。

功效：补肝养血，补虚。

注意：菠菜要焯烫，去掉草酸之后再用，否则草酸容易与体内的钙结合成草酸钙，不仅不能被人体吸收，还会阻碍钙的吸收。

糯米阿胶粥

材料：阿胶 30 克，糯米 100 克，红糖适量。

做法：糯米煮粥，粥将熟时，放入捣碎的阿胶，边煮边搅匀，稍煮 2~3 沸，加入红糖即可。每日分 2 次服用，3 日为 1 疗程。

功效：养血止血，滋阴补虚，安胎，益肺。

注意：连续服用会有胸满气闷的感觉，宜间断服用。脾胃虚弱者不宜多用。

乌贼骨炖鸡

材料：乌贼骨、当归各 30 克，鸡肉 100 克，盐、味精各适量。

做法：鸡肉切丁，当归切片，乌贼骨打碎用纱布包好，一起装入陶罐内加清水 500 毫升，盐适量，上蒸笼蒸熟。每日 1 次。

功效：乌贼骨有收敛止血的作用，当归和鸡肉都是补血佳品，对血虚型月经过多者颇具疗效。

注意：阴虚的热者不宜多用乌贼骨；乌贼骨久服易致便秘；血病乡热者忌用乌贼骨。

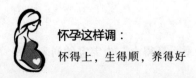

怀孕这样调：
怀得上，生得顺，养得好

子宫肌瘤，遵从医嘱再怀孕

准备怀孕，却发现有子宫肌瘤，该怎么办？子宫肌瘤会不会影响怀孕？是否要先做手术切除？妇产科专家表示，不同肌瘤对怀孕的影响不同，所以要区分对待。

1. 先手术切除肌瘤还是先怀孕

子宫肌瘤通常分为三种：黏膜下子宫肌瘤指的是引起宫腔变形的子宫肌瘤；肌壁间肌瘤指的是那些不扭曲宫腔形态及突出子宫浆膜面低于50%的肌瘤；浆膜下肌瘤指的是那些突出子宫浆膜面高于50%的肌瘤。

黏膜下子宫肌瘤会占据宫腔的位置、影响受精卵着床，进而影响受孕，所以需要手术切除。

肌壁间肌瘤对生育的影响因肌瘤大小有所不同。不影响子宫形态、无症状的子宫小肌瘤大多不影响妊娠，可不予处理，定期产前检查即可；较大的肌壁间肌瘤可改变宫腔的正常形态，或是压迫输卵管，造成输卵管扭曲、变形，影响精子或受精卵通过，减少受孕机会，需要手术切除。

浆膜下肌瘤对生殖影响不大，定期检查，如何处理遵医嘱即可。

如果多次妊娠失败或明确是由于子宫肌瘤引起的复发性流产，需要考虑手术治疗。如果不愿意接受手术，选择带瘤妊娠，那么孕妈妈该注意些什么呢？

专家表示，随着妊娠子宫的增大，肌瘤的位置也可能发生相应的变化。而且由于妊娠期高水平激素的影响及子宫供血的增多，子宫肌瘤还可能增大，准妈妈会出现腹痛并伴有发热症状，少数病情严重、处理不当时甚至可导致流产。治疗时应先考虑非手术治疗，预防感染、补液保胎、严密观察；若保守治疗无效，再行手术。

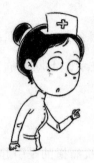
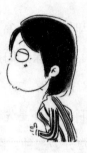

子宫肌瘤对怀孕还是有一定影响的，一定要听从医生的意见，再决定是否怀孕！

2. 子宫肌瘤一定要剖宫产吗

带瘤妊娠还有一个问题就是生产是否必须剖宫产。对此，专家解释，并非所有的带瘤妊娠都要剖宫产。如果肌瘤发生在子宫体部，随着子宫的增大，肌瘤可被挤出盆腔，不会影响阴道分娩，完全可以等自然分娩后再选择合适时机手术。

不过，较大的肌瘤可使子宫收缩功能失常，引起原发或继发性子宫收缩乏力，以致产程延长，产后还会妨碍子宫恢复，而且当胎盘附着在子宫肌瘤表面时，还有发生胎盘粘连甚至植入的可能。

那么，哪些孕妈妈需要剖宫产呢？

通常，子宫下段或宫颈部肌瘤停留在盆腔中，会阻碍正常阴道分娩，建议采取剖宫产方式分娩。此外，孕前剔除过宫体部肌壁间肌瘤的准妈妈，生产时为防止发生子宫破裂，也建议剖宫产。

怀孕这样调：

怀得上，生得顺，养得好

PART **2**　爸妈共同努力，孕育最好的"受精卵"

妈妈拥有健康卵子，有 10 个先决条件

宝宝的到来，是优质卵子与优质精子的结合。生一个健康的宝宝，卵子的质量尤其重要。健康的卵子意味着你有健康的卵巢和子宫，计划怀孕时，哪怕已经过了"安全"怀孕期也不用担心。

当然，为了优生，准妈妈最好还是能够做到计划妊娠，先打造高质量的卵子，再计划怀孕。养成健康卵子有以下 10 个先决条件。

1. 最佳生育年龄

年龄对卵子质量的影响在于，在女婴出生的那天，她的卵巢里就已经有了一生所需的卵子，只是那 100 万~200 万个未来的卵子当时叫作初级卵母细胞，它们还不是真正的卵子。随着女孩的长大，卵母细胞不断死亡，进入青春期后，卵巢里就只剩下 30 万~50 万个卵子。

进入青春期后，卵巢中还存活着的卵母细胞开始分裂。之后在每一个月经周期里，都会有多达 1000 个卵泡争着成为最强大的那一颗。虽然这些卵子都经过了细胞分裂，但在最终只有一个会成熟并且被排出。

但是卵母细胞分裂过程中，有时也会发生分裂错误，导致细胞染色体异常，孕期检查中常说的唐氏综合征患儿，就是这种情况。而且随着女性年龄的增长，这种错误的概率会增加，进而影响受精卵的正常发育，引起畸形胎或流产。

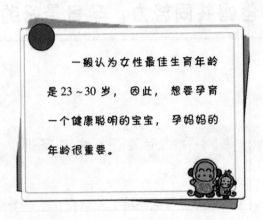

一般认为女性最佳生育年龄是 23~30 岁，因此，想要孕育一个健康聪明的宝宝，孕妈妈的年龄很重要。

2. 保持身体健康

女性的身体越健康，卵子发生染色体变异的概率越低，不仅更容易怀孕，怀孕后的流产率也比较低。相反，身体越差，卵子发生染色体变异的概率越高，质量越差，导致不孕及流产的概率也就越大。因此，在备孕期间，女性应该要进行适当的体育锻炼，如慢跑、柔软体操、游泳、太极拳等，以提高自身的身体素质，确保卵子的质量，为怀孕打下坚实的基础。

3. 戒掉不良嗜好

抽烟、酗酒、熬夜被称为受孕的"三座大山"。尼古丁会影响性激素的分泌，造成月经混乱；酗酒可能导致月经不调、闭经，卵子生成变异及停止排卵等；经常性的熬夜则会降低女性免疫力，影响体内激素的分泌和卵子的质量。因此，想要卵子健康有活力，一定要戒掉不良嗜好。

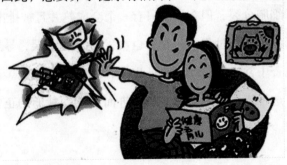

怀孕这样调：
怀得上，生得顺，养得好

4. 调节饮食

荷兰女性健康研究机构发现，每天喝一小杯红酒，可以让卵子活跃性提高 20%。这是因为红酒中的多酚可以让卵子更健康。白葡萄酒中的多酚含量仅比红酒低 10%，也是很好的选择，但啤酒中的酵母会"催眠"卵巢，降低卵子活性，还是少喝为妙。

豆腐、豆浆中含大量植物蛋白，能够让卵巢更结实、卵子更健康。所以每天吃一小盘豆腐对于保健卵巢和卵子很有效。但一定要吃煮豆腐，煎豆腐的食用油中含不饱和脂肪酸，会破坏植物蛋白活性，让健康减分。

5. 调整情绪

据研究，压力持续存在或经常发生时，体内会大量产生一种叫作"可的松"的焦虑激素，加重紧张感。单一品种激素分泌过多会打破原有的激素平衡，导致内分泌紊乱，影响卵巢排卵能力。因此适量减压、舒缓紧张情绪可有效保证你的好"孕"。

6. 正确避孕

如果暂时不想要宝宝，一定要避孕。医学研究显示，每做一次人工流产，卵子质量就下降 6%。别以为无痛人流没什么大不了，它会让卵巢内壁变薄、卵子活性降低。最好的避孕方法是安全套，而非避孕药。因为无论长效避孕药还是紧急避孕药，都会打乱体内激素水平，影响卵子质量。

7. 做好经期养护

经期性生活可刺激机体产生抗精子抗体，引发盆腔感染、子宫内膜异位等，减低卵子活力。因此，需要杜绝经期性生活。此外，月经期间，经血会带走身体中大量的铁元素，而铁能为卵子提供充足养分。所以月经期间多吃菠菜、动物内脏等高铁食品，能让卵子更健康。

8. "卵巢保养"谨慎做

现在很多美容院都流行"卵巢保养",这非常不可靠。日本国立健康组织在对亚洲400多家美容院抽查发现,作卵巢保养的香精油良莠不齐,合格率不到20%。如果不是非常有保障、值得信赖的美容院,千万不要随便去做"卵巢保养"。质量良莠不齐的香精油渗入身体后,会影响内分泌水平,甚至降低卵子活性。

9. 少吃止痛药

一项覆盖4000多名欧洲女性的调查显示,在25～35岁,平均每人每年服用77片止痛药,这会使体内卵子活性比不用止痛药的人低7%。专家说,止痛药抑制大脑神经,长期服用会"迷惑"神经中枢,对卵巢发出的指令速度降低,减弱卵子活性。

10. 远离电脑辐射

研究显示,电脑辐射会影响卵子质量,但依照目前的工作情况来看,完全避免电脑辐射又不可能。大多数人以为,只要换上液晶屏幕或者穿上防辐射衣就能远离电脑辐射,其实电脑辐射最大的地方不是显示屏而是电源。健康专家说,笔记本的辐射比台式机小得多,所以想最大程度避开电脑辐射,最好的方法就是将笔记本电脑充好电,拔断电源后用电池工作。

提高卵子质量的好食材和食疗方

能否成就一个精英宝宝,孕妈妈的孕前准备工作很重要。日常的生活习惯、饮食起居,无不影响着备孕妈妈的卵子质量。其中,饮食方式的好

怀孕这样调:
怀得上,生得顺,养得好

坏对于卵子的质量有很大影响。备孕妈妈一定要特别注意自己的日常饮食调养，多吃些能够提高卵子质量的食物。

1. 这些食材能提高卵子质量

（1）黑豆

黑豆能补充雌激素，备孕妈妈可取若干黑豆，用清水浸泡12小时，然后用清水煮至黑豆熟透，少放一点盐。从月经结束后第1天起，每天吃50颗，连吃6天。

（2）豆浆

备孕妈妈坚持喝1个月的豆浆，每天300~500毫升，可起到调整内分泌的作用，明显改善心态和身体素质。

（3）水鱼汤

水鱼汤可以促进卵泡的发育，备孕妈妈可在月经5天之后开始吃，每周1次即可。

（4）动物血

猪、鸭、鸡、鹅等动物血液中的血红蛋白被胃液分解后，可与侵入人体的烟尘和重金属发生反应，提高淋巴细胞的吞噬功能，还有补血作用。

（5）韭菜

韭菜富含挥发油、纤维素等成分，粗纤维可助吸烟、饮酒者排出毒物。

（6）豆芽

豆芽含多种维生素，能清除体内致畸物质，促进性激素生成。

（7）鲜蔬果汁

它们所含的生物活性物质能阻断亚硝胺对机体的危害，还能改变血液的酸碱度，有利于防病排毒。

（8）海藻类

海带、紫菜等所含的胶质能促使体内的放射性物质随大便排出体外，故可减少放射性疾病的发生。

2. 提高卵子质量这样吃

炖猪腰

材料：猪腰 2 个，杜仲 30 克，核桃肉 30 克，盐适量。

做法：

①猪腰切开，去腰臊，洗净，切片，放入锅中。

②锅中加水，杜仲、核桃仁同煮。

③煮熟后拣出杜仲、核桃肉，猪腰蘸少许盐食用即可。

红酒炖雪梨

材料：雪梨 2 个，红酒 300 毫升，冰糖 1 块。

做法：

①将红酒倒入小炖锅中，依个人口味加入冰糖，中火煮开。

②雪梨去皮，对半切开后去核。

③红酒煮开后放入雪梨，用勺子将红酒淋在未能浸泡红酒汁的雪梨上。

④加盖小火炖 20 分钟，每 5 分钟将雪梨翻一个面。

⑤炖好后离火冷却，切片装盘即可。

鲫鱼豆腐汤

材料：鲫鱼 1 条，豆腐 200 克，盐、白胡椒各 2 克，料酒 1 小勺，油、葱、姜各适量。

做法：

①鲫鱼去鳞和内脏，抹上料酒，用盐腌渍 10 分钟；豆腐切成小块备用。

怀孕这样调：

怀得上，生得顺，养得好

②锅中加入少量的油，下入鲫鱼煎至两面金黄。

③加入适量水，没过鲫鱼，再加入葱段和姜片，大火烧开。

④烧至汤汁变白时加入豆腐，转小火慢炖。

⑤火炖到汤汁浓稠，加少量盐和胡椒粉，再炖 10 分钟即可关火。

水鱼汤

材料：甲鱼 500 克，枸杞、山芋肉、淮山药各 10 克，葱、姜、猪油、盐、味精各适量。

做法：用开水烫去甲鱼表皮的膜，清除内脏，切成小块，放入葱、姜，加水炖至 40 分钟时，放入猪油，再炖 5 分钟，放盐、味精即可。

当归银花汤

材料：当归 50 克，金银花 15 克，大枣 10 颗，黑豆 1 把，红糖 100 克，鸡蛋 3~5 个。

做法：

①当归和金银花用纱布包好后和其他几样一起放入锅中煎煮。

②蛋洗干净，煮半熟捞出，剥去蛋壳，放入当归金银花汤汁中再煮，直至汤汁收至一碗即可。

爸爸拥有好精子，12 个细节要注意

一个健康的宝宝，来源于健康的卵子和精子，想要做爸爸的男性，该怎样小心呵护你的"种子"，为生育健康宝宝做好准备呢？下面就是养出健康精子需要注意的 12 个细节，快来学习并展开你的"护精"行动吧！

1. 裤子要讲究

不仅备孕爸爸需要注意，正在发育的青春期男生同样不可忽视这个问题。别穿太紧的长裤，当然也不要穿太紧的内裤。因为过紧的裤子、合成材料及过高的温度都被证明能够影响男性的生殖能力。所以条件允许的话，穿宽松的棉质运动裤最好。另外，穿宽大的棉织内裤比"Y"字形尼龙内裤好，这样可以使阴囊免受干扰，有利于精子生成。

2. 避免久坐

研究人员指出，久坐不动的男性，精子数目远远低于经常做中等强度运动的男性，这可能是因为缺乏运动的缘故，或者因为长时间保持坐姿导致睾丸温度过高引致。所以，为了保持健康，专家建议备孕爸爸每周看电视的时间不要超过 20 小时，与此同时，至少每周进行 5 小时的中等强度到剧烈强度运动。如果工作需要久坐，那就经常休息一下，尤其是办公室文员、司机等职业，更需要注意这一问题。

3. 向桑拿和热水澡说不

专家提示，睾丸制造精子的最佳温度是 36℃ 左右，如果达到或者超过这个温度，精母细胞的生成就会受到抑制，已经产生的精子活力也会大大降低。所以，经常洗热水澡或喜爱蒸桑拿的男性，精子质量都会有不同程度的下降。没有生育过的男性，一定要注意减少热水浴的次数和时间，淋浴而不坐浴。

4. 要坚决戒烟

备孕爸爸最好在计划受孕前 3~6 个月时间内戒烟。大多人都认为，吸烟顶多是和肺癌等疾病关系比较大，但是，香烟中的尼古丁在破坏呼吸系统的同时，也会对精子造成伤害。研究发现，香烟中的尼古丁可以杀伤精子，造成精子发育不良，畸形、有缺陷的比例会增高，甚至可以使精子的染色体发生变异，造成遗传基因的改变。如果每天吸烟超过一包，还会直接造成精液中的硫氰酸含量增高，从而抑制精子的活力。

5. 别大量饮酒

研究证实，酗酒会致使睾酮的合成减慢，并影响睾酮的正常代谢，造成生殖腺功能低下，影响精子的生成和精液的质量。长期大量饮酒会造成男性生育能力减退，还可能会造成阳痿或性无能。因此，在计划受孕前两三个月，备孕爸爸最好少喝酒甚至不喝酒，以保证精子的质量。

6. 不可乱吃药

临床观察表明，许多在用药物对精子的产生及男性的性功能都有不良的影响，但是影响大小取决于多种因素，如药物的剂量、服药的时间、个体的敏感性等。其中，以下几类药物影响最大。

（1）治疗肿瘤的化学药物

绝大多数的化疗药物都有导致男性不育的不良反应。如环磷酰胺可破坏睾丸的生精细胞，使睾丸生精功能下降，如果在青春期服用此药有可能会致睾丸萎缩。

（2）抗高血压药物

抗高血压药物可降低患者性欲，导致射精困难，甚至不射精。

（3）镇静剂

应用巴比妥类镇静药物后，会出现性欲下降、阳痿等症状。

（4）麻醉剂

从对吸毒者的研究发现，吸食鸦片或海洛因后可明显抑制性功能，精子的生成也受到抑制，出现射精延迟或不射精症状。

（5）激素类

在许多男科疾病的治疗中，都会使用雄激素，但是长期、过量使用雄激素，会抑制下丘脑—垂体—睾丸轴而使精子生成减少，最终导致不育。

如果使用治疗的雌激素，还可能会使患者在大量使用后出现性欲减退、阳痿而影响生育。

此外，抗胃酸药，如西米替丁、雷尼替丁；部分中药，如雷公藤、樟脑、麝香等都会对精子有所损伤。

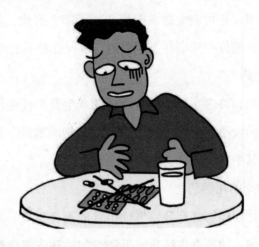

32

7. 合理改善饮食

饮食对男性精子质量影响也很大。男性可以适当多吃一些富含矿物质和微量元素的食品。锌、硒、铜、钙和镁等微量元素都与男性生育有很大关系。缺锌会降低精子的活动能力，而硒的缺乏会使体内过氧化物浓度增加，造成对男性生殖系统和睾丸的伤害。

正确补充水分对保证男性精子质量也大有益处。首先，喝水对人体产生精液有好处；其次，喝水有利于精子的液化。建议男士每天晨起饮水量要在250毫升以上，同时全天的摄水量不低于1000毫升，这样有利于精子的正常生成，并保持较好的活力状态。

8. 注意监测体重

科学家研究发现，肥胖不仅会造成心血管类疾病的高发，对精子同样也有着巨大的负面影响。超重和肥胖者不仅精子数量较少，而且正常精子所占比例也不多。过瘦同样也不利于精子健康。科学研究数据分析指出，脂肪过多或过少都可能扰乱性激素的正常产生，使男性精子数量降低并且使异常精子所占百分比升高。如果男性的体重指数控制在正常范围，将最可能产生大量高质量的精子。

9. 性生活规律、卫生

男性体内，初级精子细胞的生成需要 70 天左右，再过 20 多天达到成熟期。精子在生产的同时，也在进行着优胜劣汰，生成时间过长的精子会自然消亡，被身体吸收。因此，在准备生育时，男性最好节欲 3 个月左右，确保体内的精子能够进行一次大的更新与循环。至于性生活的频率，每周 1~3 次被专家认为是最理想的。而且要注意性生活前后隐私部位的清洁卫生。

10. 环境因素也需要加倍注意

现代社会中，男性"小蝌蚪"所要面临的环境难题越来越大。对于一些高危行业，如高温、高放射性、装修、农药生产及一些与有毒物质接触的行业，如果缺乏保护措施的话，精子数量和活力都会受到很大的损害。汽车尾气、白色污染，甚至常见的一次性餐盒都会成为"罪魁祸首"。

11. 夜间按时排尿

夜间起来排尿是一种好习惯，它会对精子的产生有好处。

12. 放松心态

精神压力过大也对精子的成长有负面影响。生活压力会降低男性精液质量。心情紧张、生气是数百种疾病的根源，其中也包括使精子活力减弱。因此，要保持愉快的心情，多做些能让自己放松的事情。

提高精子质量的好食材和食疗方

1. 四类食物养精子

（1）优质蛋白质与精氨酸

优质蛋白质是形成精液的主要原材料。含高蛋白质的食品有瘦肉、猪脊髓、狗肉、牛羊肉、鸡鸭、蛋类、鱼虾、豆制品等。

精氨酸是产生精子的必要成分，缺乏时可以发生少精症。黏滑的食物富含精氨酸，如鳝鱼、黑鱼、海参、蹄筋、豆制品、瘦肉等。

（2）补充各种维生素

维生素类有为精子提供原料、促进精子生成、保持性器官不受侵害等作用。新鲜蔬菜水果中富含维生素。特别值得推荐的是西红柿，它含有丰富的番茄红素，对前列腺很有好处。

维生素 E 与生殖系统关系最为密切，具有防止性器官老化，使空虚的输精小管再生及增强精子活力等多种作用。维生素 E 易受烹调破坏，可以服用胶丸。

（3）补充矿物质特别是微量元素

锌的长期摄入不足，会造成精子稀少和睾丸萎缩。含锌量比较高的有豆类、花生、小米、萝卜、大白菜等。此外，牛肉、鸡肝、蛋类、羊排、猪肉及核桃、花生、瓜子、榛子、松子等坚果类含锌也较多。牡蛎含锌最为丰富。

缺硒的男性性欲减退，而且精液质量差，影响生育质量。菌类，海产品，芝麻等食物含硒较高。

怀孕这样调：

怀得上，生得顺，养得好

（4）适当增加一些富含性激素的食物

雄性激素如羊肾、猪肾、鸡肝的摄入，能促进精原细胞分裂和成熟，对生精很有益处。

动物内脏中含有较多量的胆固醇，其中，10%左右是肾上腺皮质激素和性激素，适当食用这类食物，对增强性功能有一定作用。

2. 这些食物伤精子

（1）豆腐

大豆制品含雌激素，对男性生殖系统，尤其对精子生成有不利影响。

（2）芹菜

男性多吃芹菜会抑制睾酮的生成，有杀精作用，会减少精子数量。

（3）可乐

某研究表明，男子饮用可乐型饮料会直接伤害精子，影响生育能力，想要孩子不宜饮用可乐型饮料。

（4）粗棉籽油

粗棉籽油中的棉酚可破坏生精细胞，引起不育。

另外，塑料食品包装也是影响男性生育的罪魁祸首，加热食物时必须去除塑料包装。

3. 好食谱喂出好精子

韭菜虾仁炒鸡蛋

材料：韭菜 250 克，虾仁 30 克，鸡蛋 1 个，盐、酱油、淀粉各适量。

做法：虾仁温水泡 20 分钟，捞出沥干；韭菜择洗干净，切段；鸡蛋磕入碗中，加淀粉、酱油、虾仁搅拌均匀。锅中倒入适量油烧热，放入虾仁鸡蛋糊翻炒至蛋糊裹住虾仁，加韭菜炒熟，加盐调味即可。

功效：佐餐食用，每天 1 次，10 天为 1 个疗程，坚持一段时间即可起到补肾壮阳的功效，适用于肾阳亏衰者。

海参粥

材料：海参适量，糯米 100 克。

做法：先将海参浸透，剖洗干净，切片煮烂，再加入糯米，煮成稀粥，调味服食。

功效：适用于肾精亏损者。

洋葱酒

材料：等量的新鲜白洋葱、生蒜，无醇白葡萄酒适量。

做法：白洋葱、生蒜压碎，泡入白葡萄酒中 10～14 天，取澄清的酒液饮用。每天 3 次，每次 100 毫升。

功效：可以恢复受损的生殖组织。

丁香蜜酒

材料：丁香树根 200 克，橙汁 500 毫升，蜂蜜 1 升，白酒适量。

做法：将丁香树根在 30°～40°的白酒中浸泡 14 天，过滤后取 500 毫升，加橙汁、纯天然蜂蜜搅拌均匀。每天喝 2 次，每次 1 小口。

功效：能帮助恢复精子质量。

提高受精卵质量，小小秘诀有帮助

怎么才能使得受精卵达到最佳质量呢？这是备孕爸妈们都关心的事情，想要健康的受精卵，除了精子、卵子要健康有活力，好的受孕环境和受孕时间也是很重要的。

1. 身体健康是基础

怀孕前3个月，备孕妈妈和备孕爸爸都要确保身体健康无病，任何一方如果患有结核病、肝炎、肾炎，特别是女性患有心脏病、糖尿病、甲亢、性病、肿瘤等的都不宜怀孕。治愈停药后，也要等3个月再受孕。

孕前3个月备孕妈妈和备孕爸爸都要停止酗酒和吸烟，要慎用药物，不要使用含雌激素的护肤品。从事对胎儿有害职业的夫妻，尤其是备孕妈妈一定要在孕前3个月暂时离开岗位。服用长期避孕药的备孕妈妈，要在停药6个月后再孕。过胖和过瘦的女性应把体重调整到正常状态再孕。

2. 孕前补充营养素

为减少"早孕反应"对身体的营养损失，备孕妈妈要在孕前的3个月多进食富含营养素的食物，如含叶酸、锌、钙的食物；多吃瘦肉、蛋类、鱼虾、动物肝脏、豆类及豆制品、海产品、新鲜蔬菜、时令水果。备孕爸爸要多吃鳝鱼、泥鳅、鸽子、牡蛎、韭菜；少进火腿、香肠、咸肉、腌鱼、咸菜；少吃罐头，少喝饮料，不吃熏烤食品，如羊肉串等。

3. 在最佳生育年龄怀孕

研究表明：中国女性的最佳生育年龄为24～30岁。备孕妈妈24～29岁，备孕爸爸30～40岁时生下的孩子最聪明。

最佳生育年龄的女性生理与心理均趋于成熟，精力充沛，利于孕育和抚育宝宝，可避免胎儿发育不良，妊娠并发症及流产、死胎或畸胎。因此，想要孕育健康的宝宝，要在最佳生育年龄受孕。

4. 夏末秋初时怀孕最适宜

夏末秋初气温适宜，避开了病毒流行、疾病暴发的时间，而且有丰富的食品可使准妈妈得到最充足的营养，以预防妊娠早期孕吐反应所造成的营养损耗，利于胎儿早期大脑发育。到妊娠中、晚期时正值春季，宜人的环境也有利于胎教。

尽量不要在冬春季节受孕，因为此时灰尘多、风沙大、气候不稳定，准妈妈极易被流行病毒感染，抵抗力下降，从而导致胚胎畸变。

5. 这些环境会伤害受精卵

雷电交加之时会产生强烈的 X 射线，引起生殖细胞染色体畸变。

太阳黑子周会发生太阳耀斑，会对人体尤其是生殖细胞和胚胎造成很大的冲击，可能阻碍受精卵的着床和生长发育，甚至有可能导致宝宝出生后智力发育不良。

每个月的阴历十四到十六，月球对地球的引力最大，容易引起人体情绪发生波动，影响精子和卵子的活力。

不再避孕，掌握好最佳排卵期

让刚排出的卵子立即受精，可避开外界环境的不良影响，孕育出体质佳、智商高的孩子。要实现这一点，备孕妈妈要学会测定自己的排卵时间。

怀孕这样调：
怀得上，生得顺，养得好

1. 基础体温测量法

基础体温是在人经过 6 ~ 8 个小时睡眠后醒来未进行任何活动的情况下所测得的体温。排卵前基础体温会逐渐下降,保持在 36.4 ~ 36.6℃;排卵日基础体温会下降到最低点;排卵后基础体温升高,一般上升 0.3 ~ 0.5℃,一直维持到下次月经来潮前再次开始下降。

2. 阴道黏液判断法

女性月经周期分为干燥期—湿润期—干燥期。在月经中间的湿润期,白带较多而且异常稀薄,一般持续 3 ~ 5 天。观察分泌物像鸡蛋清样、清澈、透明、高弹性,拉丝度长的这天就是排卵日。

3. 避孕镜检测法

每天清晨,用舌尖将 1 滴唾液滴到镜片上,风干或灯下烤干后在不同时期会出现不同形状。安全期会出现不规则的气泡和斑点状图像,排卵日则会看到羊齿状结构。如果这两种图像同时出现,说明你正处在过渡期。此方法操作简单便于掌握。

备孕妈妈可以选择上述 2 或 3 种方法,综合分析观察,便可获得准确的排卵日。

好的体位, 也是促进怀孕的条件

从生育的角度,什么样的性交时间、体位、姿势、频率最容易受孕,是生殖医学中最常询问的问题。

影响女性受孕的因素非常多,女性输卵管是否通畅,内分泌、免疫性因素、子宫和卵巢的大小、卵泡的发育情况及男性的精子质量都是基本的生育条件。

在现实生活中，每一对夫妻都有他们自己的性生活习惯，也有他们最舒适的性交体位及最佳的性交姿势。但从性交的时机而言，最佳时机是妻子的排卵期。女性每个月经周期仅排 1 次卵，且一般只能排出 1 个成熟卵子。而排卵时间是在两次月经的中期，确切地说在下次月经来潮前 14 天是最佳受孕期。因此，想生育的夫妻要主动掌握好性交时机。

从性交体位而言，一般采用男上女下体位容易怀孕。因为女方在下平躺仰卧，有利于阴部松弛、阴门开放，这样有利于男子将精液排泄到阴道深部——阴道穹窿部，使整个子宫颈外口都能接触精液，当宫颈外口浸泡在"精液池"中时，精子就会主动进入宫颈口，为精子迅速进入宫腔到达输卵管与卵子结合创造了最佳条件。对于某些阴道较短浅的女子，若性交后精液自动外流者，可以用枕头或其他物体适当垫高臀部，形成一个"人工槽"，防止精液外流，有利于精液在阴道内储存，为精子的活动提供良好条件。

从性交频率而言，一般 3~5 天性交一次受孕概率较大。但人的性交频率是随着年龄增长而逐渐下降的。当然，每个人体质有强弱、情绪有高低、工作有松紧、生活水平有差异等。因此，性交频率除受年龄影响外，也因人而异。从怀孕的角度分析，过频的性交由于精子的成熟与排出等原因不利于怀孕；过度的节欲，如十天半月 1 次，因为精子的老化或错过了妻子的排卵期也不利于受孕。

怀孕这样调：
怀得上，生得顺，养得好

PART 3

孕前补营养，好孕自然来

糖类，宝宝的热能来源

糖类就是我们每天所吃的主食，它是胎宝宝新陈代谢所必需的营养素，用于胎宝宝的呼吸。因此，准妈妈必须要保持血糖水平正常，以免影响胎宝宝的代谢，妨碍正常生长。

含糖类丰富的食物有：

谷类：大米、小米、玉米等。

薯类：马铃薯、白薯、红薯等。

果蔬类：各种蔬菜和水果等。

准妈妈每天所需热量，除了由蛋白质和脂肪提供，剩余的就由糖类分解而成的糖类来补充。准妈妈每天的糖类摄取量是全部所需热量的50%~60%。一般来说，应在孕前糖类输入量的基础上增加50~100克。妊娠中期、晚期时，如果每周体重增加350克，说明糖类摄入量合理，继续按照这样的方案摄入即可，如果每周体重增加多于350克，说明体重增加超标，应减少糖类摄入，并以蛋白质及脂肪来代替。

增加糖类摄入量的同时，要多注意摄取维生素和矿物质食物，避免胎宝宝过大造成日后难产。

41

脂肪，孕育生命的动力

1993年联合国粮农组织和世界卫生组织提出的"关于人类营养中的脂肪和油脂的专家会商建议"中指出，如果孕前一味减肥，摄入低脂食物而使体内脂肪缺乏，将导致受孕失败或者即使受孕了也会危及胚胎的发育。所以，脂肪的准备是必不可少的。

但脂肪的准备也是很有讲究的，不是所有的脂肪都是好的，备孕妈妈要选择那些有益于胎宝宝大脑和体格发育的好的脂肪，如一些海鱼、海虾的脂肪。玉米油、大豆油、葵花子油这样的脂肪备孕妈妈们要少吃，因为这些植物油中含有的亚油酸过多，会影响到胎宝宝和婴幼儿大脑及视网膜神经的正常发育。

蛋白质，怀孕后降低流产风险

蛋白质是生命的物质基础，大脑、血液、骨骼、肌肉、皮肤、毛发、内脏、神经、内分泌系统等都是由蛋白质组成的；对修补机体组织、维持机体正常代谢、提供热能等有非常重要的作用。准妈妈缺乏蛋白质容易导致流产，并可影响胎宝宝脑细胞发育，使脑细胞分裂减缓、数目减少；还会对中枢神经系统的发育产生不良影响，使胎宝宝出生后发育迟缓、体重过轻，甚至影响胎宝宝智力。所以，备孕期，备孕妈妈要注意蛋白质的摄入。

蛋白质含量高的食物有：肉类、鱼类、蛋、干酪、牛奶、豆类、豆制

怀孕这样调：
怀得上，生得顺，养得好

品等。蛋类和奶类的蛋白质最易被人体吸收，豆类制品对胎宝宝的大脑发育有着特殊的功效。

但是美国科学家研究发现，饮食中蛋白质含量过高会干扰胚胎发育初期的正常基因印记，影响胚胎着床和胎儿发育，降低女性怀孕的成功率。所以，备孕妈妈蛋白质的摄入量不要过高，通常不能超过总能量的20%。

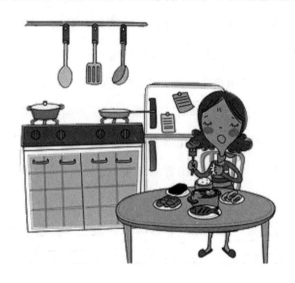

维生素，丰富多元的必备营养素

尽管维生素对人体非常重要，但维生素的补充并不是补得种类越多越好，对于备孕期的备孕妈妈来说，最重要的维生素有三种：维生素 A、维生素 C、维生素 B_1。

维生素 A 能够保证皮肤组织的正常形态和功能，维持正常的骨骼发育，对于备孕妈妈，尤其是工作压力较大的备孕妈妈来说，维生素 A 的补充必不可少。要摄取维生素 A，除全乳制品、动物肝脏、肾脏、蛋、鱼肝油之外，还要多食用各种鲜亮颜色的蔬菜。

维生素 C 能够有效帮助备孕妈妈改善铁、钙和叶酸的利用，如摄取充分的维生素 C 能抑制色素母细胞分泌过量的色素，以维持正常的新陈代谢。此外，维生素 C 的还原作用还能促使色素还原成无色。要补充维生素 C，在日常饮食中注意樱桃、番石榴、红椒、黄椒、柿子、青花菜、草莓、橘子、芥蓝、菜花、猕猴桃等蔬果的摄入。

维生素 B_1 主要作用是维持神经组织、肌肉、心脏活动的正常，保证肌体的正常运作。平时多食用酵母、米糠、全麦、燕麦、花生、猪肉、大多数蔬菜、麦麸、牛奶等能够补充维生素 B_1。

需要特别提示，药店柜台出售的维生素补充剂可能含有过量的维生素和矿物质，对胎儿的发育有害，所以，补充维生素明智的做法就是，备孕妈妈在备孕期做完身体检查之后，在医生的指导下，详细了解自身所需要补充的维生素种类和剂量，按时按量服用专门给准妈妈配制的药片。

钙，让孕妈妈骨骼更健康

钙享有"生命元素"之称，补钙不仅可以延缓女性骨质流失，还能抗衰老，对女性来说是再重要不过了。我国营养学会推荐的钙供给量是成年人每天 800 毫克，备孕妈妈怀孕后，就需要每天 1000 毫克的钙了。

奶和奶制品中钙含量丰富而且吸收率也很高，虾皮、芝麻酱、大豆及其制品也是钙的良好来源，深绿色蔬菜像萝卜缨、芹菜叶等含钙量也比较多，小鱼干和大骨汤也是钙质的一个来源。不过，最方便的补钙方式就是晒太阳。

食物补钙，一定要注意有些蔬菜如菠菜、竹笋等容易和钙质发生反应，变成一种不为人体吸收的物质；膳食中的纤维素过高也会降低钙的吸收率；而过量的蛋白质和脂肪则会促进钙质的排泄，造成钙质的流失。

铁，保障全身供血充足

铁是人体的造血元素，由于月经等因素，女性铁元素缺失现象是非常普遍的。我国准妈妈患缺铁性贫血的概率约为28.9%，是孕期面临的主要问题之一。准妈妈缺铁会直接影响胎儿的生长和大脑的发育，并易造成早产现象。

在日常饮食中，铁主要包含在动物内脏、绿叶蔬菜、肉类、豆制品、芝麻、蘑菇、木耳、海带、紫菜、桂圆等食物中。此外，备孕妈妈应该在医生指导下补充铁剂，同时补钙及维生素C，帮助铁的吸收。另外，食用加铁的强化酱油也有很好的补铁效果。

鱼和肉除了自身所含的铁比较容易被人体吸收外，还有助于植物性食品中铁的吸收。维生素C则能够增加铁在肠道内的吸收。所以，如果备孕妈妈是素食者，那么吃谷类和绿色蔬菜时更加要搭配富含维生素C的食物，以增强铁的吸收。

锌，让宝宝发育更完善

锌是人体新陈代谢不可缺少的酶的重要组成部分。缺锌可能会影响生殖系统功能，导致女性闭经，男性无精、少精，还可影响生长发育，致使身体矮小。故备孕妈妈应多吃含锌的食物。建议每日的锌摄取量为12毫克。

牡蛎、海带、大豆、扁豆、麦芽、黑芝麻、南瓜子、瘦肉等的锌含量都比较高。但谷类中的植酸会影响人体对锌的吸收，精白米和精白面粉含锌量则很少，因此，建议备孕妈妈的食物不要加工得太精细。

硒，防止胎儿畸形的重要元素

硒，一直都被医学界和营养学界誉为"生命的火种"。虽然硒在人体内的含量仅为千万分之一，但它却和40多种威胁人类健康的疾病相关，决定着生命的存在，有其他物质无法替代的巨大作用。准妈妈补硒不仅能预防妊娠高血压综合征、流产，还能减少畸形宝宝的出现。

海产品和肉类，特别是动物肝脏含硒较多；大米、谷类、菌类等也是不错的选择，水果中的硒含量普遍较少。

硒含量高并不意味着人体对其吸收率就高，正确的补硒方式就是多吃富含有机硒的食物。除此之外，还要多吃水果和蔬菜，因为它们所富含的维生素A、维生素C和维生素E可以帮助硒的吸收。不过，补硒量一定要适当，如果超过人体所需，可能会引发肺炎，肝、肾功能退化等病症，并危及胎儿的生命。如果摄入大量的硒，还可能会因慢性中毒而造成死亡。

怀孕这样调：

怀得上，生得顺，养得好

叶酸, 预防胎儿神经管缺陷

在人类胚胎发育过程中，从受孕至孕后 28 天是胎儿神经管形成和发育完善的时期，也是预防胎儿神经管畸形最有效的时期。以往女性一般都是在确认怀孕后才开始服用复合维生素，往往错过了这一重要的阶段。有研究显示，女性在妊娠前后，服用叶酸或含叶酸的复合维生素，可以降低胎儿发生神经管畸形的危险。美国公共卫生署建议，准备怀孕的女性可以从怀孕前 3 个月开始补充叶酸，每天服用 400 微克，一直到怀孕满 3 个月为止，以预防胎儿发生神经管畸形。

除了备孕妈妈，备孕爸爸也应该一起补充叶酸。因为男性叶酸不足会降低精液的浓度，还可能造成精子中染色体分离异常，可能会给未来的宝宝带来严重疾病。

日常生活中，含叶酸的食物很多，但由于叶酸遇光、遇热会不稳定，容易失去活性，所以人体真正能从食物中获得的叶酸并不多。比如蔬菜储藏 2~3 天后，叶酸会损失 50%～70%；煲汤会使食物中的叶酸损失 50%～95%。因此，备孕妈妈和孕妈妈们要改变一下烹饪习惯，尽可能减少食物中叶酸的流失。

最后，也是最重要的，叶酸的补充一定要在医生的指导下进行。因为叶酸虽好，但长期服用会干扰孕妈妈的锌代谢，一旦锌的摄入不足，就会影响胎儿的发育。除了量上要控制，还要注意，有一些药物是会干扰叶酸代谢的，如果孕前长期服用这些药物，一定要在医生的指导下，在准备怀孕前 6 个月停药，然后正确补充叶酸。

戒掉这些习惯

1. 长期素食

虽然长期素食对减肥确实有帮助，但是最近医学界对素食的研究证实，女性经常食素，会对体内激素分泌造成破坏性影响，导致月经周期缩短，甚至可能导致不育。

2. 吸烟、酗酒

女性吸烟、酗酒，很有可能会增加月经异常、不孕或生育能力下降、自然流产、死胎、死产、早产、出生缺陷、贫血、胎儿生长受限的发生率。而男性吸烟、酗酒可造成精子异常，如果丈夫在妻子备孕期间过度吸烟、酗酒，不仅会对未来宝宝的健康造成不良影响，甚至可能将这种不良影响延续到四代之后。因此，夫妇双方在决定要宝宝前的 3 个月应严格戒烟戒酒。

3. 长期喝咖啡

由于工作和交际的需要，越来越多的女性热衷于饮用咖啡。但是，如果你正处在备孕期，最好停止这个习惯。据科学家研究发现，每天饮用 1 杯咖啡的女性比不饮咖啡的女性更易患不孕症。虽然这并非大面积的试验发现，但至少可以说明，不孕症和长期喝咖啡是有一定关系的。

同时，可乐类饮料对于精子的杀灭率是大家都熟知的了。因此，建议准备怀孕的夫妻不要长期、过量饮用咖啡及可乐类饮料。

怀孕这样调：

怀得上，生得顺，养得好

48

4. 药物减肥

准备怀孕的女性最好停止服用减肥药。因为减肥药会引起内分泌紊乱，造成月经不调，影响怀孕。建议停止服用3个月后，月经稳定了再考虑怀孕。

5. 过多食用低脂牛奶

在跟踪研究了18 000名已婚女性之后，哈佛公共卫生系的营养研究员发现食用低脂牛奶会增加女性无卵性不孕的风险。建议准备怀孕的女性，在孕前1年内使用准妈妈奶粉来代替低脂牛奶，这对准妈妈和孩子都是有好处的。

6. 工作压力大

正值生育年龄的女性，如果长期处于极大的压力下，容易内分泌紊乱，导致月经失调，甚至变成无月经、不排卵，当然也就不太容易怀孕了。所以备孕期女性一定要做好心理调适工作，可以和领导说明，尽量减轻自己的工作负担，保持轻松愉悦的心情和良好的身体状态。

49

不是性生活多就能怀得上

1. 只有在排卵期性生活才易怀孕

月经正常的女性，月经周期一般为28～30天，经期一般为3～7天，两次月经周期中间的那几天即排卵期。卵子排出后一般只能存活48个小时，如果不受精，就会自动灭亡。所以，只有在排卵期性生活，才有怀孕的可能。否则，方式再多也是"徒劳无功"。

2. 频繁性生活会降低精子质量

性生活次数过多，会导致精液量减少和精子密度降低，精子活动率和生存率显著下降，甚至有一些精子是不成熟的幼稚精子，使精子的行进能力和与卵子相会的"后劲儿"大大减弱，受孕概率自然也就大大降低了。

3. 性生活过度会引起免疫性不孕

性生活过频容易引起妻子的免疫性不孕。听起来很不可思议，但是这种情况确实存在。因为对某些能产生特异性免疫反应的女性来说，丈夫的精子、精液是一种抗原物质，如果频繁接触，就会激发体内的抗体，阻碍精子与卵子的结合，影响受孕。

因此，对性生活过频而不孕的夫妇来说，最好暂停一段时间，保证精子的质和量，才有可能受孕。

女性经期，绝对不要性生活

妇产科专家认为，女性的子宫内膜炎、输卵管炎、子宫内膜异位症等疾病甚至不孕症的高发生率，与经期不洁性生活有很大的关系。

正常女性的生殖器对外界的致病菌有着多道防御屏障：

第一道防线在阴道，这里有乳酸杆菌，可产生乳酸，保持阴道的酸性环境，使入侵的致病菌无法繁殖；第二道防线在子宫颈，这里有黏液栓，它像瓶塞一样阻止致病菌进入子宫腔；第三道防线在子宫腔的内膜，它有很多处皱褶，能阻止病菌进入输卵管，而且月经来潮时，子宫内膜剥落，还会将黏附在子宫内膜上的致病菌"冲出"子宫腔。而月经来潮时，以上的三道防线都会暂时"失效"。子宫内膜剥落后，留下了巨大的创面，子宫颈的黏液栓为月经血流所代替，阴道的酸性环境也被经血的中性所代替。所以说，经期是女性抵抗力最弱的时候。

如果经期同房，男性生殖器带至阴道的致病菌将会在中性的环境中大

怀孕这样调：

怀得上，生得顺，养得好

量繁殖，然后"蜂拥上行"，穿过子宫颈，进入子宫腔，并在子宫腔的创面上聚集。一旦这些致病菌进入输卵管，就可能引起输卵管炎，使其肿胀、坏死、化脓，形成粘连，造成输卵管阻塞。输卵管被阻塞后，精子不能通过，卵子也就不能受精，不孕症就此形成。即使有时输卵管阻塞较轻，精子可挤过缝隙使卵子受精，比精子大了十几倍的受精卵也无法通过狭窄的缝隙进入子宫腔，只能就地驻扎，造成宫外孕。

而且，经期性生活，由于性冲动时子宫收缩，还可将子宫内膜碎片挤入盆腔，引起子宫内膜异位症，导致不孕症的发生。

因此，想要怀孕的夫妻双方在月经期应克制冲动，拒绝房事。

无论再忙，备孕时坚决不能熬夜

经常熬夜，睡眠不足，会直接影响精气神。从外表上来看，气色差、黑眼圈、无精打采是最直接的表现；外表上看不到的，则是熬夜对于男性精子及女性排卵的影响。近年来，不孕不育的人越来越多，经常熬夜正是其中的一大原因。

对男性来说，熬夜最大的危害就是影响生精。生精主要在夜间进行，如果男性在夜间得不到充分的休息，就使生物钟紊乱，而生物钟支配着内分泌，生物钟长期紊乱，内分泌必然也会紊乱，造成精液产生困难。

对女性来说，卵子质量在30岁以后会直线下降，卵巢的储备功能也会下降。正常情况下，人体中的多种性激素都是在熟睡状态下才能产生。所以熬夜的女性无法顺利产生性激素，会导致月经不调，无法正常排卵，其痛经、情绪波动的情况也较正常作息者更多。

孕妈妈不能只要风度不要温度

冬季是风湿、痛经患者最严重的季节，要倍加注意御寒保暖，备孕的女性更是应该注意，别让风度要走你的健康。

专家强调，冬天天气寒冷，穿得少容易受凉，特别是体质不好的人，容易感冒。而经常感冒，自身免疫力就会下降，引发上呼吸道感染、发热、扁桃体炎等自身免疫性疾病，出现游走型的关节疼痛，严重的还会导致风湿性心脏病。

女性的生殖系统更怕冷，寒冷季节只顾风度不顾温度的直接后果就是月经不调和痛经。此外，由于下肢血液循环不好，还可能引起瘀血，对女性健康极为不利。

52

拒绝心情抑郁精神压抑，放松才能有"好孕"

对于做好了一切准备只等宝宝降临的备孕爸妈们，等待是一种残酷的考验，这等待的过程中你会感到沮丧、挫败、压力等消极的情绪。而且没有人知道要等多久，也许是两三个月，也许是一年半载。所以备孕的时间一定要放下包袱，调整好心情。

备孕女性要了解一些生理和医学常识，比如孕前检查应该做哪些，每个月的排卵期是哪一天等，这样会让受孕变得更顺利。可以找有经验的人聊一聊，她们的经历可能会对你有所帮助。

如果已经付出了很多努力，还是没有回报，也不要责备自己，消极的

怀孕这样调：

怀得上，生得顺，养得好

情绪只会让事情变得更糟糕，与其埋怨，还不如找出问题的根源，一般来说，90%的受孕在 18 个月内都能完成，如果努力了 18 个月后还没有结果，很可能是存在生育问题，需要进行治疗。

> 在备孕过程中，找点自己喜欢的事情，如果把要宝宝当作一份工作，那么业余时间做点自己喜欢的事情就格外重要。哪怕是修剪指甲，只要能让自己的注意力从要孩子这件事上转移开，让自己安全放松就有效果。

检查激素，看看是否是它在作怪

备孕的夫妻双方正常性生活 1 年以上还无法怀孕的，可以考虑激素检查。激素 6 项是女性内分泌的常规检查，通过激素 6 项可以测定女性激素水平，了解女性内分泌功能，诊断与内分泌失调的相关疾病。常用的激素 6 项检查项目有：

1. 促卵泡生成激素

促卵泡生成激素是垂体前叶嗜碱性细胞分泌的一种糖蛋白激素，其主要功能是促进卵巢的卵泡发育和成熟。通过卵泡生成素的检查，可以了解卵泡的发育程度，知道是否有卵泡破裂的现象。

2. 促黄体生成素

检测女性血液中促黄体生成素，也就是 LH 的浓度。通常在排卵期的时候，促黄体生成素含量较高，如果检查结果显示促黄体生成素含量较低，多是由于促性腺激素功能不足导致的。

3. 催乳素

催乳素检测可以了解下丘脑、垂体及卵巢轴这一系列的功能是否有病变，如果催乳素的水平较高，通常会造成闭经的发生，不利于受孕。

4. 雌二醇

雌二醇由卵巢的卵泡分泌，主要功能是促使子宫内膜转变为增殖期和促进女性第二性征的发育。如果雌二醇水平较低，可能是卵巢功能低下、早衰，原发性闭经等的表现，如果水平较高，则可能是女性性早熟、严重肝硬化等因素造成的。

5. 黄体酮

黄体酮由卵巢的黄体分泌，主要功能是促使子宫内膜从增殖期转变为分泌期。排卵后期黄体酮值低，可能有黄体功能不全、排卵型功能失调性子宫出血等。

6. 睾酮

睾酮主要功能是促进阴蒂、阴唇和阴阜的发育，对雌激素有拮抗作用，对全身代谢有一定影响。睾酮水平过高或过低都有可能导致不孕。

检查激素 6 项最好在月经结束后的第 3～5 天，这一段时间属于卵泡早期，可以反映卵巢的功能状态。但对于月经长期不来潮而且又急于了解检查结果的，随时可以检查。激素检查一定要到正规的医院，不要盲目地治疗，以免造成严重后果。

怀孕这样调：

怀得上，生得顺，养得好

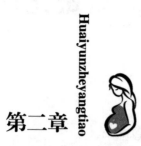

第二章

生得顺，迎接健康宝宝的到来

PART 1

宝宝到来，甜蜜无限

宝宝到来，会给妈妈发出什么信号

小宝宝到来之后，孕妈妈的身体是会出现一些变化的，这些生理上的变化可以帮助孕妈妈判断自己是否已怀孕。

1. 停经

对于月经规律的女性，是否怀孕比较容易判断，停经即是第一信号。一般来说，如果月经延迟一个星期，就应该怀疑是否怀孕。当然也有极少数女性，虽然已经怀孕，但是仍然会行经一两次，只是经血量比平时要少，日期也要短，中医称之为"漏经"，真正原因尚不十分清楚。

2. 嗜睡

许多女性在怀孕初期都会出现浑身乏力、容易疲倦、提不起精神、整天昏昏欲睡的现象。不过这种情况不会持续太长时间，很快就会过去。

3. 体温变化

正常情况下，育龄女性的基础体温是月经自来潮到中期体温较低，之后体温高。如果后段时间体温一直处于高温，并超过 21 天月经不来潮，就可以认为是早孕表现。这是衡量怀孕与否的重要标志。

4. 呕吐

多数女性怀孕 6 周后，会出现恶心、呕吐的现象，一般出现在早晨起床后数小时内。症状轻的会食欲下降、恶心；症状严重的则吃什么吐什

56

么，有时不吃也吐，呕吐也不限于早晨，而且嗅觉特别灵敏，嗅到厌恶的气味就会呕吐。

5. 胃口变化

很多女性怀孕后，总感觉饥饿，甚至刚吃过饭不大一会儿功夫就又饿了。而且这种饥饿和以前空腹的感觉有所不同。伴随着饥饿感的增强，胃口也开始发生变化。很多怀孕之前喜欢吃的东西，怀孕之后都不喜欢了。有的孕妈妈喜欢吃甜，有的孕妈妈则嗜酸。一般经过半个月至1个月，这些症状就会自然地消失。

6. 乳房不适

刚怀孕的女性，乳房会增大一些，并且会变得坚实和沉重，而且可能会出现乳房刺痛、膨胀和瘙痒感，偶尔压挤乳头还会有黏稠的淡黄色初乳产生。随着乳腺的肥大，乳房还会长出类似肿块的东西。乳晕颜色变深，而且乳晕上的小颗粒会特别突出。

7. 尿频

怀孕前3个月，子宫在骨盆腔中渐渐长大，压迫到膀胱，从而使孕妈妈一直产生尿意。到了怀孕中期，子宫会往上抬到腹腔，尿频的现象就会得到改善。但到了怀孕末期，尿频现象会再度出现。

8. 阴道分泌物增多

怀孕初期，受激素急剧增加的影响，阴道分泌物会增多。如果外阴不痒，白带也无异味，就不用担心；但如果出现外阴瘙痒、疼痛，白带呈黄色，有怪味、臭味时，可能有外阴或阴道疾病，需要去医院就诊。

当然要确定自己是否怀孕，还是要请医生根据检查和化验结果全面诊断。医院诊断妊娠常用方法有以下几种。

57

（1）妇科内诊。

可发现阴道及子宫颈变软，呈紫蓝色，妊娠 5 ~ 6 周后子宫增大。

（2）尿妊娠试验。

乳胶凝集抑制试验于停经 10 ~ 15 天即可出现阳性。

（3）尿酶免疫法试验。

于停经 3 ~ 5 天可测出是否妊娠。

（4）超声波检查。

在妊娠 5 周时可见胎囊。

有些孕妈妈只是根据早孕试纸阳性就肯定自己怀孕了，从而拒绝其他妇科检查，这样是很危险的。因为，宫外孕者的早孕试纸也会显示阳性，而受精卵却不在子宫里，如果不做其他的相关检查，随着胚胎的发育、长大，就会出现破裂出血现象，严重的还可能危及孕妈妈生命。所以，即使有些征兆表现出你已经怀孕了，不管自测结果如何，最好还是去正规医院检查一下。

怀孕之后， 妈妈如何为宝宝保驾护航

妊娠不满 28 周出现腹痛、阴道出血等症状，就称为先兆性流产。妊娠 12 周之内的为早期先兆流产。

造成先兆性流产的原因有很多，最主要的原因就是遗传因素造成的胚胎异常。其他原因如脐带供氧不足、羊水疾病、胎盘病毒感染及某些妇科炎症等，都会引起流产。另外，准妈妈怀孕后，情绪不稳定、暴躁、易

怒、忧郁，扰乱大脑皮层的活动功能，也会引起子宫收缩而迫出胚胎，导致流产。流感、风疹等急性传染病也会导致准妈妈流产。

一般情况下，刚怀孕的孕妈妈们大都还处在惊喜的状态当中，不了解怀孕要注意什么事情。这里我们就为大家整理一下怀孕初期具体应该注意的事情与如何预防先兆性流产。

怀孕早期，很多准妈妈都觉得反正肚子还没有大起来，跟平常一样就好了，没有什么特别需要注意的。其实，这种想法是错误的。准妈妈从怀孕那一刻起，就要时刻关注肚子里宝宝的发育和成长，孕早期尤其重要。要到正规医院做全方位的产检，只有产检才能让你更加清楚胚胎发育的真实情况，了解胎儿发育和健康情况。

1. 劳逸结合

孕早期，胎盘与子宫内壁的附着尚不牢固，应注意劳逸结合，保持愉快的情绪。不做过重的体力劳动，尤其是增加腹压的负重劳动，如提水、搬重物等。

2. 避开房事

怀孕早期胎盘和子宫壁连接还不太紧密，如果性生活姿势和力度不当，可能会引起子宫收缩，影响胎儿发育，严重的还有可能会造成流产。所以在怀孕前3个月内应禁止性生活。孕中期可以有适当的性生活，但次数和幅度都应该少于孕前。

3. 谨慎用药

在知道自己怀孕那一刻起，准妈妈就不能随便用药了，最好就是不吃药，除非是病得比较严重，可以在医生的指导下用药。用药时自己还要仔细阅读说明书上的注意事项，确保药物对胎儿不会产生不良影响。

4. 有出血情况一定要检查

怀孕早期，如果发现有肚子疼、出血的现象，一定要赶紧去妇产科做检查，搞清楚出血原因，是宫外孕导致出血还是其他原因导致出血。而且一旦有了出血症状，应尽量卧床休息，不要再做体力活动，注意充足的睡眠和全面营养，养好胎是最重要的。

5. 饮食调养

要知道，怀孕之后你就不是一个人了，凡事都要顾及宝宝，吃饭也是这样，一定要有足够的营养供给宝宝。

怀孕早期准妈妈可能会有孕吐、食欲不振等早孕反应，对食物比较抗拒。但这时正是胎儿脑部发育的关键时期，所以营养一定要跟得上。此时准妈妈应该多吃富含优质蛋白质的食物，如鱼类、蛋类、豆制品、乳类、肉类等，但要防止营养过量。

准妈妈在整个孕期应该摄取均衡的营养，远离烟酒，清淡饮食，不吃辛辣的食品，尽量少食多餐，保持大便通畅，避免肠胃不适。维生素 E 有保胎作用，所以孕期应多摄入富含维生素 E 的食物，如松子、核桃、花生、豆制品等。螃蟹、甲鱼、薏米、马齿苋、罐头食品、巧克力、山楂都会引起流产，整个孕期最好忌食。

6. 补充叶酸

通常，建议在怀孕前 3 个月开始补充叶酸，如果准妈妈怀孕比较突然，没有提前补充叶酸，那么，发现自己怀孕后，一定要赶紧将叶酸补起来。怀孕早期补充叶酸，能有效预防胎儿神经管畸形。准妈妈可以多吃富含叶酸的食物，也可以在医生的指导下，根据自身的情况服用叶酸片。

怀孕这样调：

怀得上，生得顺，养得好

7. 保证足够的睡眠

孕早期准妈妈会比较嗜睡，不必刻意纠正，因为孕期本来也是要有足够的睡眠时间来达到休息的目的。一般每天晚上至少要保证 8 ~ 9 个小时的睡眠，如有条件，可以午睡 1 ~ 2 个小时。最佳睡姿是左侧卧位，忌仰卧。

8. 穿宽松的衣物

虽然孕早期准妈妈的肚子还没有什么变化，但是依然应避免穿紧身衣裤、牛仔裤、过紧的丝袜等，也不要穿高跟鞋。最好不要化妆。

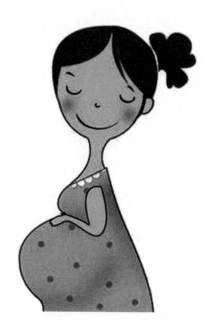

9. 防止外伤

准妈妈出门最好穿平底鞋，孕期尽量不要攀高、奔跑，避免振动的工作环境，做家务时要避免危险性动作，如登高等，以免外伤。

10. 保持身体健康

生殖道炎症也是诱发流产的原因之一。怀孕期间，准妈妈们阴道分泌物增多，外阴的清洁非常重要。准妈妈每晚都应坚持清洗外阴，必要时可一天清洗两次。一旦发生阴道炎症，应立即治疗。

患有结核、贫血、肺炎、甲状腺等疾病及体质欠佳的准妈妈也容易发生先兆性流产，所以在怀孕前应积极治疗原发病，待病愈后再考虑怀孕。

11. 远离污染环境

准妈妈要尽量远离可能有污染的环境，避免接触有害的化学物质，如苯、砷、汞、放射线等。尽量减少和电脑、手机、微波炉等辐射性物体的接触时间。

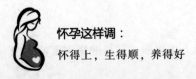

孕期饮食宜清淡

1. 饮食清淡限盐

75%的准妈妈都有孕期水肿的问题，其中大部分都在孕8~9月，有的更早一些。孕期水肿主要是因为子宫增大，压迫了骨盆静脉和下腔静脉，使腿部血液回流不畅，部分液体渗透到组织中滞留引起的。

平时就容易水肿的女性，怀孕后更容易出现水肿现象，所以要格外注意。多吃清淡食物，过咸、过辣的食物要少吃。清淡饮食可以减少身体中液体的滞留，缓解水肿。

当然，清淡不是说要绝对无盐，而是适当少吃盐。研究表明，身体健康的准妈妈每天食用5~6克盐即可。如果已经吃了一些含盐的加工食品，如火腿、酱菜等，需要适当减少盐的量。已经患有严重水肿、高血压等疾病的准妈妈需要严格限盐，每天吃盐不得超过1.5~2克。

口味比较重的准妈妈刚开始会很难适应低盐，可以在饭菜里适当加一些不含盐的提味物质，如新鲜的醋泡小黄瓜、香菜、洋葱、香椿等。

2. 准妈妈清淡小食谱

下面推荐几个清淡小食谱，准妈妈们可以根据自己的口味搭配，有计划的营养饮食。

63

八宝菜

材料：香菇20克，白菜、西蓝花、菜花、竹笋各50克，虾仁、猪瘦肉、火腿各30克，植物油、盐、水淀粉、米酒、糖各适量。

做法：

①将猪瘦肉、火腿、白菜、竹笋切片，香菇泡软，菜花切块，虾仁由背剖切洗净备用。

②锅内倒水烧开后，放入白菜烫1分钟，西蓝花、菜花烫2分钟捞起。

③另起锅倒入油烧热，先把虾仁、肉片分别炒熟捞起，再放入盐、米酒、糖及香菇、火腿、白菜、西蓝花、菜花和笋片，炒约2分钟，加入虾仁，再用水淀粉勾芡即可起锅。

栗子白菜

材料：大白菜600克，栗子400克，盐、味精、胡椒粉、淀粉、奶各适量。

做法：

①白菜去掉根和老叶，洗净后焯水，捞出用冷水浸凉，再捞出挤净水分，用小刀剔净筋、皮，然后顺刀切成长条。

②栗子洗净，切去上端，用沸水煮一会儿，捞出剥皮，再用熟油炸成金黄色，捞出置于盆中，加奶和少许盐上屉蒸烂。

③白菜心摆在锅里，加奶、盐、胡椒粉、味精调好口味，上火烧至软烂，再装盘，锅中原汁用水淀粉勾芡，浇在白菜上；栗子蒸烂后，去原汤，倒在烧好的白菜上即可。

清汤鲤鱼丸

材料：鲤鱼500克，松蘑（干）50克，大葱15克，香菜10克，姜5

怀孕这样调：
怀得上，生得顺，养得好

克，料酒 15 克，香油 5 克，盐 4 克。

做法：

①松蘑用温水泡发，去蒂洗净，下开水锅内氽熟。

②取一小段大葱，与姜同切末，剩余的葱切成段；香菜择洗干净切末；鲤鱼肉洗净剁成茸，加少许水、料酒、香油、盐、葱姜末拌匀，制成鱼丸。

③锅内添水烧开，加盐、葱段，放入鱼丸煮熟，再放入松蘑、撒入香菜末即可。

乌骨鸡汤

材料：雌乌骨鸡 500 克，枣（干）50 克，盐 4 克，姜 5 克。

做法：雌乌骨鸡去毛及内脏，洗净后和生姜（切片）、大枣一起放入锅内，加水、盐适量，煮汤服食。

孕期营养要均衡

合理的营养对胎宝宝的健康发育至关重要，可是如果盲目进补，也会影响准妈妈和胎宝宝的健康。孕期补充营养应该遵循全面、均衡、适度的原则。孕期准妈妈的膳食应多样化，营养要均衡。所谓均衡营养，主要体现在两个方面。

1. 孕期应该补充的营养都要补充

比如蛋白质、脂肪、糖类、维生素、矿物质、微量元素和膳食纤维等，都要根据准妈妈的身体状况进行补充。因为没有哪一种食物能具备这么多的营养素，所以，准妈妈要尽量吃的杂一点。

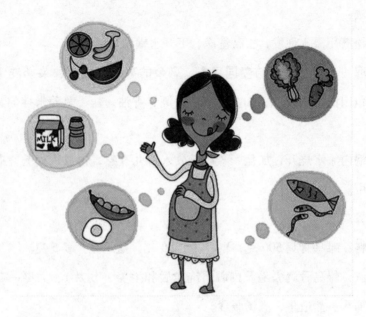

2. 孕期各个阶段的营养要均衡

按照孕早期、孕中期、孕晚期来划分，孕期每个阶段都有不同的营养需求，准妈妈要根据不同阶段搭配营养。

（1）孕早期热量、蛋白质、维生素是关键

女性在怀孕期间由于胎宝宝、胎盘及自身体重的增加和身体基础新陈代谢加快等因素的影响，需要有充足的热量摄入。世界卫生组织建议女性怀孕早期每日应增加热量 150 千卡。

另外，补充优质蛋白质也是非常重要的。首先，胎宝宝需要蛋白质构成自己的身体组织，而且蛋白质还是脑细胞的主要成分之一，是脑组织生长、发育、代谢的重要物质基础，在记忆、思维、语言、运动、神经传导等方面都有重要的作用，蛋白质不足会影响胎宝宝中枢神经系统的发育和

怀孕这样调：

怀得上，生得顺，养得好

功能。其次，准妈妈的子宫、胎盘及乳房也需要蛋白质的供给，以此来预防妊娠毒血症等并发症，增加乳汁分泌。因此，准妈妈应每天摄取不少于70克的蛋白质才能满足母体和胎宝宝的需要。

脂肪的补充也是孕早期必不可少的，准妈妈孕早期脂肪酸供应不足，可导致胎宝宝大脑发育异常，出生后智商下降。脂肪主要来源于动物油和植物油。因为大部分准妈妈在孕早期都讨厌油腻食物，所以，准妈妈补充脂肪酸可以多吃些核桃和芝麻。核桃含有不饱和脂肪酸、磷脂、蛋白质等多种营养素，还有补气养血、温肺润肠的作用，其营养成分对于胚胎和脑的发育也非常有利。

孕早期是胎宝宝脑及神经系统迅速分化的时期，准妈妈要特别注意补充多种维生素，尤其是叶酸、维生素 B_2 和维生素 B_6。

（2）孕中期提高热能和各种营养素的摄入

孕中期胎宝宝的生长速度逐渐加快，体重每天约增加10克，骨骼开始钙化，大脑发育进入高峰期；此时，经过了早期的妊娠反应之后，准妈妈的胃口也开始好转，而且准妈妈本身的生理变化，使皮下脂肪储存量增加、子宫和乳房明显增大，基础代谢也加快了10%～20%。

这一时期准妈妈的食品种类应该更多样化，每天的膳食搭配要包括主食（大米或面）350～400克，杂粮（小米、玉米、豆类）50克，蛋类50克，牛乳220～250毫升，动物类食品100～150克，动物肝脏（每周2次即可）50克，蔬菜（绿色蔬菜为主）400～500克，水果100～200克。

由于胎宝宝的长大，子宫也开始逐渐增大，常会压迫胃部，导致出现饱胀感，所以每天的饮食要少食多餐，不能过多，以免造成营养过剩。

（3）孕晚期矿物质和 DHA 要补充

孕晚期胎宝宝生长迅速，大脑发育达到高峰，肺部迅速发育，皮下脂肪大量堆积，体重增长较快，对能量的需求也达到了高峰。准妈妈在这个时候会出现比较严重的下肢水肿现象，有些准妈妈还会在临产前由于心情紧张而导致食欲不佳。为了满足胎宝宝的能量及营养需求，迎接即将到来的分娩和哺乳，孕晚期准妈妈的饮食和营养较孕中期要有所增加和调整，做到少而精。

第一，准妈妈要多吃含矿物质丰富的食物，特别是含铁和钙丰富的食物。含铁丰富的食物有动物肝脏、菠菜和蛋黄，含钙丰富的食物有海鱼、海米和虾等。

第二，要增加蛋白质的摄入，以防止产后出血，增加泌乳量。

第三，要补充脂肪酸和 DHA。DHA 是胎宝宝大脑、眼睛发育和维持正常功能所必需的营养素，而且 DHA 无法在人体内合成，必须从食物中获得。深海鱼中的 DHA 含量较高，准妈妈可以多食用一些。

68

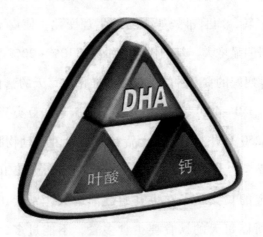

怀孕这样调：
怀得上，生得顺，养得好

第四，准妈妈可以多吃鲫鱼、鲤鱼、萝卜和冬瓜等食物，有助于缓解下肢的水肿症状。

第五，不要忽略维生素的摄入。绿叶蔬菜和水果中都含有较多的维生素 C 和果胶，而且多吃蔬菜水果可以很好地缓解孕晚期准妈妈的便秘。

孕期补充营养要注意适度原则

1. 补多少就够用了

在怀孕期间，家人最担心的就是准妈妈营养不良，进而影响胎宝宝的发育，所以，总是要求准妈妈多吃。准妈妈们也在这种观念的影响下，一改往日为了腰围不要饭量的做法，想吃什么就吃什么，能吃多少就吃多少，很少考虑该不该吃这么多。

殊不知营养过剩的一个直接后果就是肥胖，不仅增加妊娠糖尿病、妊娠高血压综合征的发生危险，还可能导致巨大儿，增加生产的难度。而且巨大儿出生后容易发生低血糖、低血钙、红细胞增多症等。所以准妈妈在补充营养上一定要注意适度原则。

其实，准妈妈在孕期需求最主要的就是热量、蛋白质和维生素，只需要通过增加半碗饭，一餐准妈妈奶粉，一个鸡蛋或一些鱼、肉，一点水果即可达到要求。相反需要注意的是钙、铁、碘、锌等微量元素的补充。可以通过一些强化食物来补充，也可以通过服用孕期复合维生素制剂来补充。但是，如果过量摄入也会损害健康。准妈妈必须遵循医嘱，不可擅自服用。

69

2. 准妈妈奶粉到底要不要喝

准妈妈奶粉大多是低乳糖配方奶粉，富含叶酸、亚麻酸、亚油酸、铁、锌、钙和维生素 B_{12} 等营养素，计划怀孕的女性和哺乳期女性同样适用。但是如果平日不挑食，身体健康，又没有营养不良等状况，不必喝准妈妈奶粉，只服用叶酸制剂即可。如果平日爱挑食，抵抗力弱，或者孕前检查医生提出建议，则可以服用准妈妈奶粉。但要注意，服用准妈妈奶粉按说明配比服用即可，不要认为准妈妈奶粉营养好，就把它当成水来喝，以免热量过高、营养过剩而引发肥胖。

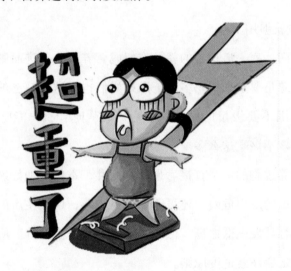

3. 补钙并非多多益善

大多数准妈妈孕期都补钙，其实这有着很大程度上的盲目性。一来，准妈妈不一定就缺钙；二来，准妈妈补钙大多会过量。超量补钙，会增加肾结石和奶—碱综合征的危险，还可能对其他因素诱发的癌症有促进作用。所以，身体健康的准妈妈应尽量从膳食中获取钙，缺钙的准妈妈可在医生指导下服用钙制剂。

怀孕这样调：

怀得上，生得顺，养得好

4. 维生素多了也是害

孕早期是胎宝宝器官发育最为活跃的阶锻，如果服用过量的维生素对胎宝宝的危害非常大。维生素 A 在早期摄入过量有致畸作用，维生素 C 超量可导致流产。所以，应从孕中期开始补充维生素制剂，提倡优先选择食物补充。

5. 水果好吃也要限量

很多准妈妈一天吃好几斤水果，还要吃很多核桃等坚果类食品，认为多吃坚果孩子的头发长得好，结果导致摄入过多热量、脂肪和糖，诱发妊娠期肥胖、妊娠糖尿病、巨大儿等。一般来讲，准妈妈每日水果不宜超过250 克，核桃等坚果 1 ~ 2 个即可。

孕期早餐一定要吃

别以为吃早餐是件小事，一般人不吃早餐都会对身体造成伤害，更何况是孕育着胎宝宝的准妈妈。

从入睡到起床，是一天中禁食最长的一段时间。起床后人体开始进入活动状态，肌肉开始动用糖分，血糖降至 3.3 ~ 3.6 毫摩尔/升，人体便会感到饥饿。如果没有早餐供应补足血糖，肌肉中的蛋白质就会转化为血糖以供消耗。但是，肌肉通常无法供应足够的血糖，因此，脑内血糖仍会很低，这时人就会感到疲劳、反应迟钝、精神萎靡。

准妈妈比一般人体质弱一些，如果不吃早餐很容易低血糖、头晕。如果是怀孕初期，还有可能会造成流产。所以为了自己和宝宝的健康成长，原来不吃早餐的准妈妈在怀孕后一定要坚持吃早餐。

通常，晨起的身体对于营养的吸收是有限的，因此，建议准妈妈早餐以流食为主，少量固体食物为辅。具体推荐如下：

全麦制品：包括麦片粥、全麦饼干、全麦面包等。准妈妈要选择天然的、没有任何糖类或其他添加成分的麦片，可以按照自己的喜好加一些葡萄干或是蜂蜜。全麦面包可以保证每天 20~35 克纤维的摄入量，同时，还可以提供丰富的铁和锌。

奶、豆制品：准妈妈每天应该摄取大约 1000 毫克的钙，酸奶也富含钙，还有蛋白质，有助于胃肠道健康。

瘦肉：瘦肉富含铁，并且易于被人体吸收，所以准妈妈早餐时可少量吃些瘦肉，补充铁质。

蔬菜：准妈妈早餐可以将一些颜色深的蔬菜做成蔬菜沙拉食用。颜色深的蔬菜维生素含量也高，如花椰菜，不仅富含钙和叶酸，还有大量的纤维和抵抗疾病的抗氧化剂，还有助于其他绿色蔬菜中铁的吸收。

水果：水果种类很多，柑橘是不错的选择。柑橘富含维生素 C、叶酸和大量的纤维，可以帮助准妈妈保持体力，防止因缺水造成的疲劳。

早晨是人体新陈代谢最旺盛的时候，也是获取营养素最丰富的时候，所以补充营养，最好的时机就是在早晨。据营养学家统计，早晨的第一餐占人体营养素摄取的 50%，如果早餐吃不好或不吃，营养素的 50% 也就不见了。因此，准妈妈一定要重视早餐。

怀孕这样调：

怀得上，生得顺，养得好

零食挑好了也能放心吃

怀孕了就必须要放弃零食吗？当然不！零食，只要把握好品种、进食量及进食的时机等环节，不仅对准妈妈大有裨益，也能为胎宝宝的营养加分。下面就为广大的准妈妈们介绍几种孕期绝佳零食。

1. 苹果

苹果不但酸甜香脆，还有构成胎宝宝骨骼及牙齿所必需的成分，能防治准妈骨质软化症。苹果的香气还可缓解抑郁。所以准妈妈嘴馋的时候，不妨来个苹果吧。

2. 无花果

无花果富含多种维生素、果糖及葡萄糖，能健胃润肠，更有催乳的效果，是孕期的绝佳零食。孕期有便秘的准妈妈可以多吃。

3. 葡萄干

葡萄干能补气血，消水肿，而且其铁含量非常高，可以预防孕期贫血。不过葡萄干好吃但也不能多吃，尤其是患有妊娠糖尿病的准妈妈千万不能吃葡萄干。

4. 大枣

大枣不仅含有丰富的维生素 C，还能帮准妈妈补铁，是很好的孕期零食。但是大枣也不能吃得太多，否则很容易胀气。准妈妈可以把大枣熬粥食用。

5. 全麦面包

全麦面包能够增加体内的膳食纤维，还能补充更全面的营养，有便秘

73

问题的准妈妈可以把它作为小零食。

6. 海苔

海苔浓缩了紫菜当中的各种 B 族维生素，特别是核黄素和烟酸的含量十分丰富。海苔还含有大量的微量元素和矿物质，有助于维持人体内的酸碱平衡，而且热量很低，纤维含量很高，对准妈妈来说是不错的零食。但在选择海苔时一定要选择低钠盐类的海苔。有高血压或水肿的准妈妈，尽量少吃海苔。

7. 酸奶

酸奶里含益生菌，可以帮准妈妈调理肠胃，同时又富含蛋白质，是很好的蛋白质补充来源，而且酸奶清凉、爽口，很容易被消化吸收。

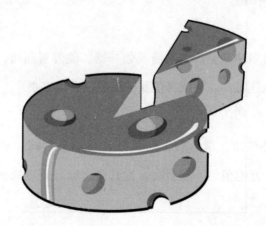

8. 干酪

干酪是牛奶"浓缩"成的精华，具有丰富的蛋白质、B 族维生素、钙和多种有利于准妈妈吸收的微量营养成分。天然干酪中的乳酸菌还有助于准妈妈的肠胃对营养的吸收。

怀孕这样调：
怀得上，生得顺，养得好

孕期宜吃坚果

坚果是胎儿大脑和视力发育的"黄金果"。

坚果属于脂肪类食物，热量和脂肪含量相当高，其所含油脂多是不饱和脂肪酸。另外，坚果还含15%~20%的优质蛋白质，十几种非常重要的、构成脑神经细胞主要成分的氨基酸，同时还富含维生素 B_1、维生素 B_2、维生素 B_5、维生素 E 及钙、磷、铁、锌等。对于胎儿身体和大脑的发育非常重要。

坚果中的脂肪可促进脑细胞发育和神经纤维髓鞘的形成，并保证它们的良好功能。核桃仁富含丰富的蛋白质、脂肪、钙、磷、锌等微量元素，特别是其所含的不饱和脂肪酸对胎儿的大脑发育极为有益。

坚果除了其所含的亚油酸和亚麻酸所合成的 DHA 和 ARA 对胎儿视网膜的完善有着促进作用外，其维生素及钙、锌等矿物质对胎儿视力的正常发育也有直接的影响。

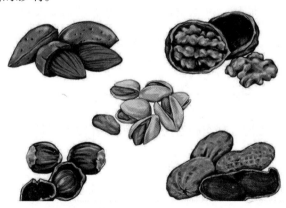

1. 准妈妈吃这些坚果好

（1）核桃

营养丰富，500 克核桃仁相当于 2500 克鸡蛋或是 4500 克牛奶所含的营养价值，其中大约有 60% 为钠蛋白，还有赖氨酸、谷氨酸、维生素 E 等。核桃还含有丰富的磷脂，能补脑、健脑，促进大脑皮质的发育。

（2）瓜子

常见的有葵花子、南瓜子和西瓜子。南瓜子可以防治肾结石病；西瓜子具有利肺、润肠、止血、健胃等功效；葵花子所含的不饱和脂肪酸能起到降低胆固醇的作用。

（3）松子

含有丰富的维生素 A、维生素 E 及人体必需的脂肪酸、油酸、亚油酸和亚麻酸，还含有其他植物所没有的皮诺敛酸。不但具有益寿养颜、祛病强身的功效，还能防癌、抗癌。松子仁含有 74% 的脂肪油，主要是油酸酯，有润肺止咳、通便之效。

（4）榛子

含有不饱和脂肪酸，并富含磷、铁、钾等矿物质及维生素 A、维生素 B_1、维生素 B_2、烟酸等，经常吃可以明目、健脑。榛子有"坚果之王"的美誉，能补脾益气、涩肠止泻。

（5）开心果

含有丰富的油脂，有润肠通便的作用，有助于机体排毒。开心果同时又是滋补食药，果仁富含维生素、叶酸、磷、钾、钠、钙、烟酸、泛酸、矿物质等，味甘无毒，有温肾暖脾、补益虚损、调中顺气的功效，能治疗神经衰弱、水肿、贫血、营养不良、慢性泻痢等证。

怀孕这样调：
怀得上，生得顺，养得好

（6）花生

蛋白质含量高达30%，营养价值可与鸡蛋、牛奶、瘦肉等媲美，而且易被人体吸收。花生皮还有补血的功效。

（7）板栗

不仅含有大量淀粉，而且含有蛋白质、脂肪、B族维生素等多种营养成分，是一种价廉物美、富有营养的滋补品。而且板栗是有壳类果实中脂肪含量最低的，各部分均可入药，能健脾益气、消除湿热。

（8）腰果

营养丰富，含蛋白质达21%，含油率达40%，各种维生素含量也都很高。具有补充体力和消除疲劳的良好功效，还能使干燥的皮肤得到改善。同时还可以为准妈妈补充铁、锌等。每天食用5～8粒即可。

2. 这些坚果不要吃

（1）炒焦的坚果可致癌

我们都知道烹调食物时温度不宜过高，坚果也是如此。坚果中含有大量脂肪、蛋白质和糖类，普通的加热不足以破坏它们，但当坚果被炒焦时，这些原本对身体有益的营养素就会部分转化为致癌的苯并芘、杂环胺、丙烯酰胺等物质，因此，炒焦的坚果不宜食用。

（2）被石蜡美容过的坚果危害健康

加工坚果时加点石蜡，会让坚果更鲜亮、卖相更好，而且不容易变潮变软。街边油光锃亮的糖炒栗子，很可能加了石蜡。商贩们普遍使用工业石蜡，纯度不高，其中含有重金属等杂质，对准妈妈和胎宝宝的健康危害极大。

（3）口味太重的坚果易加重妊娠水肿

现在市面上的坚果口味多种多样，有咸味的，奶油味的，绿茶味的，五香味的。准妈妈尽量少吃口味较重的坚果，口味越重，盐添加往往越多，会加重准妈妈的水肿。

（4）杏仁吃不得

杏仁具有一定的毒性，动物实验显示，杏仁有可能诱发胎儿畸形，因此这种坚果不宜食用。

虽然大多数坚果都有益于准妈妈的身体保养和胎儿的发育，但也不宜多吃。因为坚果类食品油性比较大，而准妈妈的消化功能在孕期相对有所减弱，过量食用坚果，很容易引起消化不良。此外，不少坚果在加工过程中，经过炒制、腌制等工艺，过量食用易上火。经常食用坚果者，每天食用坚果不宜超过 50 克。

孕期喝茶要选择

准妈妈可以喝茶吗？答案当然是可以。茶叶中含有茶多酚、芳香油、矿物质、蛋白质、维生素 C、儿茶素等多种营养成分。其中茶多酚具有收敛、解毒、杀菌、生津的作用；维生素 C 具有促进胶原蛋白合成、预防牙龈萎缩及出血、抗氧化的作用；儿茶素具有降低血脂、增强血管韧性、保护牙齿等作用。此外，茶叶还有一定的抗辐射效果。因此，准妈妈完全不必将茶叶列为拒绝往来户。不过，不是所有的茶都适合准妈妈喝，加上茶叶中的鞣酸会干扰准妈妈对铁的吸收，所以准妈妈喝茶不仅要注意喝茶时间，注意摄入量，还要注意选择茶的品种。

1. 绿茶更比红茶好

绿茶含锌量极为丰富，锌元素对胎儿的正常生长发育起着极其重要的作用。因此，专家认为喜欢喝茶的准妈妈可以适量喝点绿茶。而红茶的浸出液中含锌量甚微，并且红茶中的咖啡因具有兴奋作用，饮用过多会刺激胎儿，增加胎动，甚至危害胎儿的生长发育。所以，准妈妈更宜喝绿茶而不宜喝红茶。准妈妈喝绿茶也要注意应该是淡绿茶，每天 3 ~ 5 克即可。

2. 花茶、果茶也是不错的选择

（1）菊花茶

菊花茶中的甘菊茶，味苦、辛，性微寒，有清热祛湿的功效，无明显不良反应。

做法：用透明的玻璃杯取四五朵甘菊泡茶饮用，每日 3 次。也可加入冰糖或金银花、甘草同煎饮用。

功效：平肝明目、清热解毒。

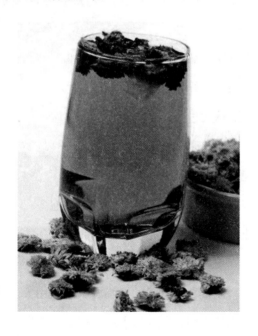

注意：

①菊花性寒，一次不能饮用太多，口味尽量清淡。

②菊花茶不要一次喝净，留下 1/3，续上新茶水后，泡上片刻再饮用。

③脾虚胃寒的准妈妈不适宜喝菊花茶。

（2）玫瑰花茶

可食用的鲜玫瑰花与茶叶芽尖按比例混合后利用工艺窨制而成的花茶。

做法：将茶杯先行温热，取四五朵玫瑰花茶，先用温开水快速冲洗一下，然后放入茶杯以 60 ~ 70℃ 的水冲泡，也可加入枣、枸杞、金银花等同泡。

功效：美容养颜、疏肝解郁、促进新陈代谢、强效去脂、清除宿便。

注意：

①玫瑰花茶不宜用过热的水泡。

②胃寒、腹泻的准妈妈不宜饮用玫瑰花茶。

③注意一次不要饮用过量。

（3）大麦茶

用炒熟的大麦冲泡的茶类饮料。

做法：将炒制焦黄的大麦放入茶杯，热水冲泡 2 ~ 3 分钟即可。

功效：清热止渴、开胃助消化、减肥润肤。

注意：

①患有便秘、高血压、心脏病的准妈妈不要饮用大麦茶。

②大麦具有回奶的作用，所以哺乳期妈妈不要饮用。

③空腹时不要喝大麦茶。

怀孕这样调：
怀得上，生得顺，养得好

（4）枸杞茶

用枸杞加入茶叶或菊花配制而成的。

做法：将 10 克枸杞加入茶壶中，放适量甘菊，加热开水，10 分钟后饮用。

功效：滋肝补肾、润燥护肤、瘦身减肥、护眼明目。

注意：体质虚弱的准妈妈尤适合以枸杞茶来调养。

（5）水果茶

将瓜果与茶冲泡成的饮料，常见的有苹果茶、橙茶、枣茶、梨茶、山楂茶、椰子茶等。

做法：在锅中放入喜欢的水果，加入清水，调入适量冰糖搅拌，加热，待水沸糖化即可。

功效：开胃润肺、生津止渴、利尿消肿、润肠通便。

注意：山楂对子宫有收缩作用，准妈妈最好不要选择山楂茶。

（6）枣姜茶

用大枣、生姜同煮而成的茶饮料。

做法：大枣 15 枚洗净，适量生姜去皮切片，一同放入小锅里，加清水，小火煮至沸腾，调入红糖 20 克，搅拌均匀即可。

功效：驱寒、促进铁质吸收、补血益气、补充叶酸、促进胎儿大脑发育。

注意：体质热的准妈妈可以单用大枣，不加生姜。

3. 不适宜准妈妈饮用的茶

（1）乌龙茶

茶味较浓，含有咖啡因，对胎儿有刺激作用，准妈妈饮用后容易患缺铁性贫血，不利于自身和胎儿的健康。而且浓乌龙茶容易引起失眠。

（2）山楂茶

山楂对子宫有收缩作用，大量饮用山楂茶可能刺激子宫收缩而导致流产。

（3）奶茶

用牛奶和红茶配置而成的，而红茶不适宜准妈妈饮用。此外，市场上的奶茶都经过加工，可能含有咖啡因，对准妈妈及胎儿健康不利。一些不正规奶茶店，贪图成本低廉，有可能使用不合格的原料制作奶茶，这对准妈妈和胎儿的危害更大。

4. 注意喝茶的时间

怀孕初期最好不要喝茶，因为前3个月是胎儿神经系统形成的时期，茶叶中的茶碱和咖啡因等成分会影响胎儿的发育。

4个月以后可以根据体质选择性地喝一些淡茶。因为准妈妈的代谢功能较旺盛，体质偏热，所以可以适当喝些凉性的茶，比如每天喝一两杯淡绿茶，对加强心肾功能、促进血液循环、帮助消化、预防妊娠水肿、促进胎儿生长发育是很有好处的。但是体质虚弱，特别是妊娠反应很重的准妈妈，要适当喝一点温性茶。

总之，不管选择什么性质的茶叶，都不能喝浓茶，也不要在晚饭后喝茶，以免影响睡眠。

一天之中，准妈妈最好选在午饭后1小时到晚饭前1小时这段时间喝茶。否则，茶叶中含有的鞣酸会妨碍食物中铁的吸收。

5. 准妈妈不要饮浓茶

浓茶中的咖啡因浓度很高，会增加准妈妈的心跳频率和排泄次数，从而加重心脏和肾脏的负荷量，引起妊娠中毒症。

怀孕这样调：

怀得上，生得顺，养得好

临产前尤其不能喝太多茶，否则一旦引起失眠，有可能会造成体力不支而难产。

哺乳期的妈妈也不适宜喝太多茶。因为茶中的高浓度鞣酸会影响乳腺的血液循环，抑制乳汁的分泌，而且茶中的咖啡因也会随乳汁间接传递给宝宝，影响宝宝的正常生长。

这些食物准妈妈要忌食

1. 发芽、泛绿的土豆

土豆中含有生物碱，存放越久的土豆生物碱含量越大。中剂量的土豆生物碱便可影响胎儿的正常发育，导致胎儿生长缓慢。发芽、泛绿的土豆会产生一种叫龙葵碱的毒素，龙葵碱对胃肠道有较强的刺激作用，能麻痹呼吸中枢，引起脑水肿、充血。此外，龙葵碱对红细胞有溶血作用。

吃了发芽的"毒"土豆，症状轻者会出现上吐下泻、头晕、头疼甚至出现脱水现象，重者可致心脏衰竭、呼吸中枢麻痹而死亡。

2. 油条、咸鱼类食物

油条在制作过程中需加入一定量的明矾，而明矾是一种含铝的无机物，铝过量对人的大脑极为不利。炸油条时每500克面粉就要用15克明矾，也就是说，如果准妈妈每天吃两根油条，就等于吃了3克明矾，天天积蓄起来，摄入的铝相当惊人。这些铝通过胎盘，侵入胎儿的大脑，会使其形成大脑障碍，增加痴呆儿的概率。

咸鱼含有大量的二甲基硝酸盐，进入人体内会被转化为致癌性很高的二甲基硝胺，并可通过胎盘作用于胎儿，是一种危害很大的食物。

3. 咖啡、酒类饮料

咖啡中的咖啡因有破坏维生素 B_1 的作用，以致其缺乏，出现烦躁、易疲劳、记忆力减退、食欲下降及便秘等症状，严重的还可发生神经组织损伤、心脏损伤、肌肉组织损伤及水肿症状。准妈妈如果嗜好咖啡，危害更大。每天喝 8 杯以上咖啡的准妈妈，她们生产的婴儿没有正常婴儿活泼，肌肉发育也不够健壮。因此，准妈妈不要喝咖啡。

准妈妈忌饮酒。即使是非常小量的酒，也会延缓胎儿的发育，减轻胎儿出生时的体重，甚至会使胎儿异常，自然流产率增高。一位瑞典眼科医生经过大量观察和长期研究指出，准妈妈饮酒不仅有损胎儿视力，还会出现"胎儿酒精综合征"，使胎儿发育迟缓、面容丑陋、智力低下。

4. 冷饮食品

妊娠期准妈妈由于新陈代谢旺盛，体温本就比正常人要高 0.5℃，如果再赶上三伏天，更是会觉得燥热难耐，忍不住想吃些冷饮。但是，不建议准妈妈吃冷饮食品。原因有以下三点：

第一，准妈妈在怀孕期间胃肠对冷热的刺激极其敏感，多吃冷饮会使胃肠血管突然收缩，胃液分泌减少，消化功能下降，从而引起食欲不振、消化不良、腹泻，甚至引起胃部痉挛，出现剧烈腹痛。

第二，准妈妈的鼻、咽、气管等呼吸道黏膜通常充血并有水肿，倘若大量贪食冷饮，充血的血管突然收缩，血流减少，会导致局部抵抗力下降，令潜伏在咽喉、气管、鼻腔、口腔里的细菌与病毒乘虚而入，引起嗓子痛哑、咳嗽、头痛等，严重时还会引起上呼吸道感染或扁桃体炎等。

第三，胎儿也会受到一定影响。有专家发现，腹中胎儿对冷的刺激很敏感。当准妈妈喝冷水或者吃冷饮时，胎儿会在子宫内躁动不安，胎动会变得频繁。因此，准妈妈最好不要吃冷饮，以免影响自身的健康和引起胎儿的不安。

5. 有毒的生鲜蔬菜

（1）生豆类

四季豆、扁豆、红腰豆、白腰豆等豆类，在生鲜或者加热不彻底的情况下会引起中毒，所以如果要食用这些豆类，一定要吃熟透的。此外，生大豆中也含有有毒成分，在食用的时候一定要至少煮沸 3 次，等浮沫全部煮没有之后再食用。

（2）鲜黄花菜

含有秋水仙碱，这种毒素可引起嗓子发干、胃部烧灼感、血尿等中毒症状。食用前需要先将黄花菜煮熟、煮透，再烹调食用。

（3）青西红柿

含有有毒物质龙葵碱，食用后口腔有苦涩感，可出现恶心、呕吐等中毒症状，生吃危险性更大。

（4）腐烂的生姜

能产生一种毒性很强的黄樟素。人吃了这种毒素，即使很少的量，也能引起肝细胞中毒和变性。

（5）生竹笋

新鲜竹笋含有天然毒素氰苷，吃了生的或没有煮透的竹笋，也可能引起食物中毒。

6. 能引发流产的食物

（1）芦荟

中国食品科学技术学会提供的资料显示，准妈妈怀孕期间过量饮用芦荠汁，容易引起腹痛、呕吐、便血，甚至导致流产。

（2）螃蟹

味道鲜美，但其性寒凉，有活血祛瘀之功，易致流产，对准妈妈极为不利，整个孕期都应该忌吃。

（3）薏米

中医认为薏米质滑利，且对子宫平滑肌有兴奋作用，可促使子宫收缩，具有诱发流产的可能性，应慎吃。

（4）马齿苋

药性寒凉而滑利，对于子宫有明显的兴奋作用，能使子宫收缩次数增多、强度增大，易造成流产，应慎吃。

（5）杏

杏属热性，一次食杏过多，会引起上火。准妈妈孕期本身就比较怕热，所以应尽量少吃杏。

（6）甲鱼

由于甲鱼性味咸寒，有较强的通血络、散瘀块的功效，因此具有一定的堕胎之弊，故准妈妈应慎吃。

（7）辣椒

适量吃辣椒对人摄取全面的营养成分有好处，但过量进食辣椒会刺激肠胃、引起便秘、加快血流量等，所以准妈妈最好少吃辣椒，前置胎盘的准妈妈应该绝对禁止食用辣椒。

（8）热性调味品

花椒、八角、桂皮、五香粉等热性调味品易消耗肠道水分，使肠道分泌液减少而造成肠道干燥和便秘，准妈妈应尽量少吃或不吃。

怀孕这样调：

怀得上，生得顺，养得好

7. 水果也有禁忌

（1）山楂

很多准妈妈怀孕后都喜欢吃酸酸甜甜的食物，但是一定要慎食山楂。因为山楂有引起子宫收缩的作用，尤其是对于有习惯性流产、自然流产及有先兆流产征兆的准妈妈来说，更是要注意，最好不吃为妙。即便是健康的准妈妈如果不小心吃了山楂，量少的话是没什么问题的，量多的话最好还是去医院检查下身体，以免出现意外。

（2）桂圆

虽然桂圆从中医理论上来说有安胎的功效，但女性怀孕后，大都阴血偏虚，阴虚则生内热。中医主张胎前宜凉，而桂圆性热，因此，为了避免意外，准妈妈应慎食桂圆。

（3）柿子

理论上来说，准妈妈是可以吃柿子的，但如果吃了未成熟的柿子、空腹吃柿子或与螃蟹鱼虾等高蛋白食物同食，则会导致不良后果。未成熟的柿子中鞣酸含量高达25%左右，大量鞣酸进入胃部，在胃酸的作用下会形成"胃柿结石"，对准妈妈的胃部造成伤害。此外，柿子含糖量高，准妈妈需要严格控制摄入量，有妊娠糖尿病的准妈妈尤其不宜进食柿子。

（4）榴梿

所含的热量很高，大量进食容易造成准妈妈血糖升高，孕育出巨大儿的概率也会大大提升。此外，榴梿进入肠胃后会吸水膨胀，过多食用容易引起便秘。且榴梿性温，吃多了容易上火，因此，爱吃榴梿的准妈妈一定要控制好进食量。

（5）杧果、菠萝、猕猴桃

杧果中的致敏性蛋白、菠萝中的菠萝蛋白酶和猕猴桃中的果酸，都是常见的引起过敏的物质。由于孕期身体的特殊性，即使怀孕前准妈妈不会对某种水果产生过敏反应，但是安全起见，也不建议准妈妈一次性吃过多的此类水果。如果准妈妈在妊娠前从来没有进食过这类易致敏的水果，那么怀孕后更不应该一次性大量进食。

准妈妈饮食需要注意什么

准妈妈作为特殊人群，不仅要重视加强营养，适量吃些营养丰富的食物，而且对膳食结构、饮食烹调、饮食卫生及食品选择等方面也要十分注意。怀孕期间，宝宝身体各器官不断发育，需要充足的营养供给，因为怀孕期间若不注重营养均衡，不但胎儿生长迟滞、发育不良，妈妈产后也会更加虚弱。增加营养并不是越吃越多，而是注重食物中的营养均衡。

1. 不宜长期高脂肪饮食

在孕期，准妈妈需要适当增加对脂肪的摄入，但如果准妈妈长期高脂肪膳食，势必增加胎儿罹患生殖系统癌瘤的危险。长期多吃高脂肪食物，会使大肠内的胆酸和中性胆固醇浓度增加，同时，高脂肪食物会增加催乳激素的合成，增加乳腺癌的发生概率，不利于母婴健康。

2. 不宜过量摄入高蛋白质

医学研究认为，蛋白质供应不足易使准妈妈体力衰弱，产后恢复健康迟缓，乳汁分泌稀少及胎儿生长缓慢。故准妈妈每日蛋白质的需要量应达

怀孕这样调：
怀得上，生得顺，养得好

90~100 克。但是，孕期长期高蛋白饮食，会影响准妈妈的食欲，增加胃肠道的负担，容易引起腹胀、食欲减退、头晕、疲倦等现象。

3. 不宜高糖饮食

血糖偏高的准妈妈容易生出体重过高的胎儿，也容易导致胎儿先天畸形、出现妊娠毒血症等。大量医学研究表明，摄入过多的糖分会削弱人体免疫力，使准妈妈机体抗病力降低，易受病菌、病毒感染，不利优生。

4. 不宜长期高钙饮食

准妈妈盲目地进行高钙饮食，大量饮用牛奶，加服钙片、维生素 D 等，对胎儿有害无益。准妈妈补钙过量，胎儿有可能得高血钙症，出生后，患儿会囟门太早关闭、颚骨变宽而突出等，不利于胎儿健康地生长发育。一般来说，准妈妈在妊娠前期每日需钙量为 800 毫克，后期可增加到 1100 毫克，这并不需要特别补充，只要从日常的鱼、肉、蛋等食物中合理摄取就够了。

5. 不宜过度咸食

现代医学研究认为，吃盐量与高血压发病率有一定关系，准妈妈过度咸食，容易引发妊娠高血压综合征。为了孕期保健，专家建议每日盐摄入量为 6 克左右。

6. 不宜滥服温热补品

孕期，如果准妈妈经常服用温热性的补药、补品，比如人参、鹿茸、鹿胎胶、鹿角胶、桂圆、荔枝、胡桃肉等，势必导致阴虚阳亢，气机失调，气盛阴耗，血热妄行，加剧孕吐、水肿、高血压、便秘等症状，甚至发生流产或死胎等。

89

PART **3** 10个月，妈妈与宝宝共营养

孕1月，保证营养全面均衡

怀孕第 1 个月，胚胎着床，开始为接下来大脑和心脏的形成做准备。这 1 个月每天仅需要补充 500 千焦的热量即可，饮食总原则是易消化、少油腻、味清淡，食物在精不在多，关键是要保证营养的多样性。可多吃富含蛋白质、维生素和矿物质的食物，适当吃点香蕉、动物内脏、坚果等。

1. 孕 1 月营养这样补

（1）蛋白质

对于第 1 个月的准妈妈来说，蛋白质的供给不仅要量足还要质优。每天摄取量在 60~80 克，其中来自鱼、肉、蛋、奶、豆制品等的优质蛋白质比例要占到 2/3，以保证受精卵的正常发育。

（2）糖类和脂肪

糖类和脂肪摄入不足可能导致胎儿大脑发育异常，因此，应保证每天摄入至少 150 克的糖类。准妈妈和胎儿的必需脂肪酸来自于食物中的脂肪，特别在植物油中含量较高。糖类则主要来源于面粉、大米、红薯、土豆、山药等。

（3）维生素

维生素 C 有助于强化准妈妈对钙、铁的吸收，B 族维生素有营养神经的作用，叶酸和维生素 B_{12} 摄入不足，可能造成巨幼细胞性贫血。所以准

怀孕这样调：

怀得上，生得顺，养得好

妈妈要根据身体状况和医生建议选购准妈妈多维片。

（4）微量元素

微量元素对保证早期胚胎器官的形成和发育有重要作用。准妈妈要多吃含锌、钙、磷、铜高的食物，如奶类、豆类、肉类、蛋类、花生、核桃、海带、木耳、芝麻等。

2. 孕 1 月精选食谱

卤五香豆

材料：黄豆，雪里蕻，茴香，桂皮，黄酒，甘草末，五香粉，胡椒粉，白糖。

做法：

①黄豆洗净，倒入锅中，加入腌雪里蕻的卤水，以浸泡过黄豆为度；茴香、桂皮用纱布包好扎紧后一起放入锅中。

②锅置火上，旺火将黄豆煮熟后，加入黄酒和白糖，改文火焖至豆皮起皱，汤汁收干时离火。

③加入甘草末、五香粉、胡椒粉，搅拌均匀后盛在盘中，晾凉后即成。

功效：健脾开胃、气血双补。

清汤煲雪耳

材料：银耳，冰糖。

做法：银耳用冷水洗净，再浸热水，胀大后，连浸银耳的热水一起炖煮，小火炖 2~3 小时后加入冰糖即可。

功效：强肺润肌。

孕2月，帮助缓解早孕反应

怀孕第2个月，胎儿的神经系统逐渐形成，有的准妈妈会在这个月份开始有妊娠反应，出现孕吐的症状。建议准妈妈除了继续补充叶酸之外，还要多吃新鲜的蔬果，不过食用之前一定要注意清洗干净。此外，多吃富含维生素 B_6 的食物，如动物肝脏、马铃薯、燕麦、蜂蜜等，能有效减轻孕吐。

1. 缓解早孕反应有妙招

早孕反应一般不需特殊处理，妊娠 12 周后随着体内 HCG（人绒毛膜促性腺激素）水平的下降，症状多自然消失，不过如果准妈妈早孕反应较大，可以试一试下面的小妙招来缓解。

（1）凉毛巾推拿眼睛

开始出现孕吐时，头会很痛，甚至连眼睛都感觉睁不开。这时应尽量减少用眼时间，并作眼部推拿。将凉毛巾放到头部和眼睛上，能够起到一定的舒缓作用。

（2）姜汤也能止吐

若准妈妈对姜的味道不排斥，可以适量喝点姜汤，以改善恶心、呕吐的情况。

（3）晨起后适量进食

早晨是准妈妈最容易感到恶心的时候，因此起床前可吃些苏打饼干、面包干或含块糖。

（4）少食多餐

有早孕反应的准妈妈们胃口通常都不会太好，可以少食多餐，大约每

怀孕这样调：
怀得上，生得顺，养得好

92

2～3个小时进食一次，每次不要吃太多，选择富含糖类、蛋白质的食品为佳，汤汤水水的东西尽量少吃。

2. 孕2月精选食谱

糖醋蛋汤

材料：鸡蛋2个，白糖30克，米醋100克。

做法：将鸡蛋打散，搅匀，加入白糖、米醋调匀；旺火将水煮沸，淋入打好的蛋液，再次煮沸即可。

功效：适合孕吐严重的准妈妈饮用。

柚子香橙蜜汁

材料：柚子、香橙、蜂蜜或冰糖水。

做法：柚子、香橙剥皮后榨汁，依个人口味加入蜂蜜或冰糖水即可。

功效：止咳、解痰、生津止渴、消食开胃，适合孕早期准妈妈食用。

生姜甘蔗汁

材料：甘蔗1根，姜1片。

做法：

①甘蔗去皮、洗净，切成小条，榨汁1杯；姜去皮、洗净，磨成蓉，压出姜汁半汤匙至1汤匙。

②将甘蔗汁、姜汁同放入碗中炖半小时，炖热便可饮用。

功效：健胃、下气、止呕，适合缓解轻度孕吐，若是严重孕吐，最好请教医生。

孕 3 月， 补充营养的同时注意口味清淡

怀孕第 3 个月末，胎儿所有器官的雏形基本形成，但由于胎儿体积尚小，所需的营养不在于量的多少，而在于质的优劣，尤其需要补充含蛋白质、糖和维生素较多的食物。

1. 维生素 A 和镁元素最重要

准妈妈这个月最需要补充的是维生素 A 和镁元素。维生素 A 是胎儿发育过程必需的营养元素，但是胎儿不会自己储存，所以准妈妈要不断补充才行。菠菜、杞果、甘薯中含有维生素 A，绿色蔬菜、色拉油、坚果、大豆、全麦食品及南瓜等食品中则含有镁，因此这些食物准妈妈要多吃。

怀孕第 3 个月也是孕吐最为严重的时期，太过油腻、辛辣的食物易导致准妈妈消化不良，加重孕吐。所以，准妈妈一定要清淡饮食，选择促进食欲、易消化、易吸收，同时能减轻呕吐的食物。呕吐严重时，可以不定时进餐，想吃就吃，以少食多餐为宜。进食过程中保持心情愉快。

2. 孕 3 月精选食谱

莴笋炒虾仁

材料：莴笋 1 根，基围虾 150 克，青椒 1 个，姜、蒜、料酒、生粉、盐、味精各适量。

做法：

①莴笋洗净，去皮，切丁；基围虾去壳、去头尾、去虾线，剥出鲜虾仁，加料酒、盐、生粉腌制片刻；蒜切末，姜切片，青椒切圈。

②锅中倒入适量油烧热，放入虾仁滑炒，变色马上关火，盛出。

怀孕这样调：

怀得上，生得顺，养得好

94

③锅中留底油，下蒜末、姜片爆香，加莴笋丁翻炒一下，加青椒继续翻炒至莴笋丁颜色变至深绿，加盐、味精调味，翻炒均匀，关火。

④放入虾仁，依靠锅中余温把二者味道结合起来即可。

功效：莴笋和虾仁营养价值都极为丰富，可以让孕3月的妈妈更为强壮，为宝宝日益增大的营养需求提供支撑。

姜汁藕片

材料：藕1节，姜、盐、醋、生抽、蚝油、麻油、白糖各适量。

做法：

①藕洗净，去皮，切片；姜去皮，切末。

②碗内放入醋、生抽、蚝油、糖、麻油，搅拌均匀，调成汁备用。

③锅中倒入清水煮沸，加藕片焯烫至熟，捞出过凉水，放入碗中。

④加姜末、盐搅拌均匀，腌制2分钟，一片片摆入盘中，浇上调好的汁即可。

功效：藕最能补养心脏和脾脏，预防贫血，协助肝脏的运动。而加入姜汁，让这道菜更加清新，不仅能增加营养，还能缓解孕吐。

95

孕4月，维生素与钙双补

孕4月是指从怀孕第13周到第16周末的1个月。这个月胎儿的眼、耳、鼻已完全形成，胎盘也发育成熟，母亲与胎儿已经紧密连成一体，容易流产的危险期基本结束，从这个月开始，到第7个月，是整个孕期最安定的时段。到胎儿满16周时，身长约18厘米，差不多有准妈妈的手掌那么大，体重约 120 克，此时补充维生素与钙至关重要。

1. 多吃含维生素、钙的食物

对生成胎儿血、肉、骨骼起着重要作用的蛋白质、钙、铁等成分，在这个月的需求量比平时要多很多。促进骨骼生长的维生素 D 比平常的需要量多出 4 倍，热量只需增加 50%。所以，孕 4 月准妈妈要保证食物的种类和质量，从各种食物中摄取丰富的营养。

孕 4 月是胎儿长牙根的时期，准妈妈要多吃含钙的食物，让孩子在胎里就长上坚固的牙根。注意少吃含白砂糖多的食物，因为白砂糖有消耗钙的不良反应，且易引起肥胖。如果特别想吃甜，可用红糖。红糖中钙的含量比同量的白糖多 2 倍，铁质比白糖多 1 倍，还有人体所需的多种营养物质，能益气、补中、化食、健脾、暖胃，对准妈妈和胎儿更有好处。

因为早孕反应的消失，准妈妈的胃口开始变得越来越好，饭量增加再加上怀孕期间的生理变化，很容易便秘，所以，准妈妈应多吃粗粮及粗纤维的果蔬，多饮水，多活动，以防便秘。但是不要喝碳酸饮料和含糖量太高的饮料及咖啡、浓茶等。还可以饮些酸奶和蜂蜜，也能起到润肠通便的作用。一旦便秘，切不可使用泻药，有可能会引起子宫收缩而导致流产、早产。

怀孕这样调：
怀得上，生得顺，养得好

2. 孕 4 月精选食谱

虾仁炒韭菜

材料：韭菜 250 克，鲜虾、芝麻油各 150 克，盐 3 克，黄酒适量。

做法：

①韭菜洗净，切成 3 厘米长的段；鲜虾剥壳，洗净；葱切段，姜切片。

②锅烧热，放入植物油烧热后，先将葱段、姜片下锅煸香，再放虾和韭菜，烹黄酒，连续翻炒至虾熟透，加盐调味，起锅装盘即可。

功效：补血养血。

菠菜煎豆腐

材料：菠菜 500 克，豆腐 3 块，素油、酱油、糖、味精、盐各适量。

做法：锅烧热加油，豆腐切片放入油锅两面煎黄，加上配料，烧 1~2 分钟，再加菠菜即可。

功效：维生素含量丰富。

孕 5 月，营养逐渐多样化

孕 5 月的时候，胎儿看上去像 1 只梨子，大约有 13 厘米长，170 克重。这个时候胎儿开始形成骨骼、五官、四肢、牙齿，大脑也开始形成和发育。准妈妈已经能够感觉到胎动，子宫在腹腔内慢慢增大，怀孕 19 周时，子宫底每周会升高 1 厘米。乳房更加膨胀，臀部因脂肪的增多更显浑圆，从外形上开始显现出较从前丰满的样子。

1. 均衡、全面、不挑食

这个月准妈妈们的食量多多少少都会增加，一般情况下，只要注意营养搭配，想吃什么都可以尽量满足。饮食原则尽量做到均衡、全面、不挑食，可多食蔬菜、豆类制品、牛奶等有益于健康的食物。

准妈妈每天都要有瘦肉，每周吃三次鱼，青菜绝对不能少，可以根据产检的数据适量补钙，但是不能太多。多吃水果，特别是含有维生素 C 的水果，这对胎儿的皮肤好。多吃坚果，如核桃、芝麻、榛子等，可促进胎儿大脑发育。此外，也应相应增加维生素 A、维生素 D、维生素 E、B 族维生素和维生素 C 的摄入量，以此来帮助身体对铁、钙、磷等营养素的吸收。

2. 孕 5 月精选食谱

三色炒虾仁

材料：虾 500 克，红、黄、绿彩椒各 1 个，盐、白酒、淀粉各适量。

做法：

①虾洗净，用水煮熟，剥出虾仁，去掉虾线，加盐、白酒拌匀，腌制 15 分钟后，加入淀粉抓拌均匀。

②彩椒洗净、切丁，起锅加入少许油，将三色彩椒丁下锅炒至断生，加入盐调味，然后加入腌好的虾仁，翻炒至熟，关火即可。

功效：营养丰富、易消化，是准妈妈的滋补佳品。

小芋头烧鸡翅

材料：小芋头 250 克，鸡翅 8 个，干香菇 6 朵，盐、酱油、姜、蚝油、大葱、白糖各适量。

怀孕这样调：
怀得上，生得顺，养得好

做法：

①鸡翅洗净，小芋头去皮、切块，干香菇温水泡软、洗净切小块，姜切片，葱切段备用。

②锅内放少许油，烧热，放入鸡翅煎至微微焦黄，放入姜片和葱段炒香，再加香菇和小芋头同炒，加入调味料翻炒。

③向锅中倒入开水没过食材，大火煮滚后改小火，盖上锅盖焖烧约20分钟，待鸡翅和小芋头酥烂，把汤汁收至浓稠即可。

功效：芋头中富含蛋白质、胡萝卜素、维生素等，氟的含量也较高，具有护牙洁齿的作用，可保护准妈妈的口腔健康。

孕6月，增加热量储备营养素

孕6月准妈妈肚子变大凸出，体型显得更加臃肿，因此身体的重心也随之改变，易摔倒。此时上下楼梯或爬上高处时应特别注意安全。

这个月胎儿已经有28~34厘米长，600~700克重，身体各部位比例逐渐匀称，五官已发育成熟，面目清晰，眉毛、睫毛已经很清楚了，头发变浓，牙基也开始萌发，皮肤表面开始附着胎脂。此期胎儿发育得已经很结实，四肢运动活跃，会在羊水中自如地游泳，并会用脚踢子宫，使羊水震荡，从而刺激皮肤，引起大脑冲动，促进皮肤发育。

1. 增加含糖食物的摄入

孕6月，准妈妈的饮食原则上要多样化，多吃营养高、易吸收的食物；多吃含蛋白质的食物，如鸡蛋、瘦肉、鱼、豆制品等；相应增加大米、白面等含糖食物；多吃蔬菜水果，尤其是芹菜、白菜等长纤维菜类，有助于防止便秘；不要吃过多脂肪，防止肥胖。

此外准妈妈还要注意补充胎儿骨骼、神经、造血器官发育所需的铁、磷、钙和各种维生素。除了饮食中多吃动物肝脏、豆类、菠菜、贝壳类水产品和牛奶外，还可适当服用铁剂、钙片和维生素 A、B 族维生素、维生素 C、维生素 D 等。

2. 孕 6 月精选食谱

鱼香肝片

材料：猪肝 250 克，泡椒 20 克，高汤 25 克，水淀粉、葱、蒜、酱油、姜、盐、醋、绍酒、白糖、味精各适量。

做法：

①猪肝切片，加盐及部分水淀粉码匀；姜、蒜去皮，切成米粒大小，葱切成葱花，泡椒剁成碎末。

②将剩余的水淀粉和绍酒、酱油、醋、白糖、味精及高汤兑成汁。

③炒锅置旺火上，下菜油，烧至七成热时，加入猪肝炒散，倒入泡椒、姜蒜末，待猪肝炒至伸展时，下葱花、烹汁，起锅入盘即可。

功效：猪肝中含有丰富的维生素 A、维生素 B_2、铁等营养元素，有明目、补肝、养血的功效，特别适合孕 6 月的孕妈妈来补血、补铁。但因其胆固醇含量较高，所以在孕 6 月适量食用即可。

苹果银耳

材料：银耳 10 克，苹果 200 克，桂花、湿淀粉、白糖各适量。

做法：

①银耳温水泡发 1 小时，洗净，放入碗内，加水 300 克，上锅用中火

蒸 2 小时，把原汁滤入锅内，加白糖和适量清水，小火略煮，使糖溶解，撇去浮沫。

②苹果切成指甲大小的块，放入锅内煮沸，用湿淀粉调稀勾芡，倒入碗内。

③吃时，碗上铺一层银耳、撒上桂花即可。

功效：苹果银耳不仅汁浓菜糯，香甜滑润，而且富含多种营养，可以帮助孕 6 月的妈妈补充糖类及各种维生素。

孕 7 月，注意补血

孕 7 月由于胎盘增大、胎儿的成长和羊水的增多，准妈妈的体重会迅速增加，新陈代谢时消耗氧气的量也会相应加大，呼吸变得急促起来。胎儿的日渐增大使准妈妈的心脏负担逐渐加重，血压开始升高，心脏跳动次数增加，有些准妈妈会感到眼睛不适、畏光、发干、发涩，这是比较典型的孕期反应。在血液系统方面，由于血浆容量的增加多于红细胞容量，因此会形成血液的相对稀释，称为生理性贫血。生理性贫血一般不会对准妈妈和宝宝造成影响，但如果贫血是由于准妈妈体内缺乏一种或多种物质造成的，或是由于造血功能障碍而发生的，就会对准妈妈和宝宝的生长发育产生一定的不良影响。

1. 补血是这一时期的重点课程

孕 7 月容易出现生理性贫血，所以这一时期的准妈妈应注意加强营养，多进食含铁丰富的食物，如动物的肝和血、肉类、豆类和绿叶蔬菜等。准妈妈一旦出现缺铁性贫血，就一定要在医生的指导下进行口服或肌内注射的铁剂的治疗。若准妈妈贫血严重且已临产，必要时还应输血治疗。

2. 孕 7 月精选食谱

炒腰脑

材料：猪腰 1 对，猪脑 50 克，冬笋、鸡汤各 15 克，青菜心、干冬菇各 5 克，酱油、淀粉、料酒、葱、蒜、姜、白糖、味精、盐各适量。

做法：

①干冬菇温水泡发，与葱、蒜、冬笋等均切薄片，青菜心切段，姜切末，干淀粉加水调成湿淀粉备用。

②猪脑用清水洗净，摘去"红筋"，撒上盐，上笼屉蒸熟后取出，切成小方丁。

③猪腰去掉外层薄膜，切成两片，剔去腰臊，切块用酱油腌一下，使之入味，再用清水冲洗干净，去掉腰臊味，捞出，用布擦干，加上一半湿淀粉。

④将剩下的酱油、湿淀粉、盐、白糖、味精、鸡汤调汁。

⑤用猪油热油锅，把猪腰块、葱、姜、蒜、青菜心、冬笋、冬菇等一同下锅，炒至猪腰变色，将调味汁和猪脑丁倒入，略炒，湿淀粉勾芡即成。

功效：此菜含有丰富的蛋白质、脂肪、维生素 B_1，是防治准妈妈缺铁性贫血的佳肴。

红豆蓉

材料：红豆 250 克，红糖 25 克。

做法：将红豆洗净，和清水一同上火煮开，至红豆煮烂、豆皮和豆蓉分离后加入红糖，煮至溶化即可。

功效：红豆富含糖类、脂肪、蛋白质和维生素，还有其他豆类少有或没有的三萜皂苷和烟酸等物质，且富含铁质，是补血佳品。红豆还有滋补强壮、健脾养胃、利水除湿、和气排脓、清热解毒、通乳汁和补血的功能。

孕8月，让食物更丰富

进入怀孕的第8个月，准妈妈身体越来越笨重，行动更加不便，经常会感觉很疲劳，食欲因胃部不适也有所下降，但体重在这个月增长得很快。这时应更加注意安全保健，每天中午最好保证有1小时的午睡时间。

1. 少食多餐

饮食上，准妈妈应采取少食多餐的方式，以优质蛋白质、无机盐、维生素和钙多的食物为主，多吃纤维素多的蔬菜、水果和杂粮，少吃辛辣食物以减轻便秘的症状。孕晚期，准妈妈容易水肿，所以一定要控制盐的摄入量，清淡饮食，并适当吃一些利尿的食物。

2. 孕8月精选食谱

鸭血豆腐汤

材料：鸭血50克，豆腐100克，香菜、高汤、醋、盐、淀粉、胡椒粉各适量。

做法：鸭血、豆腐切丝，放入煮开的高汤中炖熟，加醋、盐、胡椒粉调味，以淀粉勾薄芡，最后撒上香菜叶即成。

功效：豆腐是补钙高手，鸭血能帮准妈妈补充铁质，调入醋和辣椒之后，酸酸辣辣的口味不仅能调动准妈妈的胃口，还能促进钙质的吸收。

荷包鲫鱼

原料：鲫鱼350克，精肉200克，葱、姜、酱油、料酒、糖、味精各适量。

做法：

①鲫鱼从背脊开刀，挖去内脏，洗净，在身上刮几刀。

②精肉切成细末，加盐、味精拌匀，塞入鲫鱼背上刀口处。

③起锅放油，油热后下鱼，两面煎至微黄，放入料酒、酱油、糖、适量水，加盖烧20分钟，加味精，淋少量油起锅。

功效：有效缓解孕期水肿的功效。

104

孕9月， 注意补铁防便秘

孕9月，必须补充维生素和足够的铁、钙，且维生素以水溶性维生素，尤其是维生素 B_1 最为重要。本月如果维生素 B_1 摄入量不足，不仅极易引起呕吐、倦怠、体乏，还会影响分娩时子宫收缩，使产程延长，分娩困难。维生素 B_1 可以从肉类、谷物、豆制品中摄取。

1. 控制盐的摄取量

这个月请继续控制盐的摄取量，以减轻水肿，由于准妈妈的胃部容纳空间不多，所以也不要一次性大量饮水，以免影响进食。

怀孕这样调：

怀得上，生得顺，养得好

2. 孕九月精选食谱

紫菜卷

材料：河鳗 750 克，紫菜 5 张，鸡蛋 3 个，小葱 5 根，姜末、黄酒、盐、味精、淀粉、麻油各适量。

做法：

①河鳗洗净，用刀沿脊背剖开，剔去背骨，去皮、筋、刺，剁成细泥，放入碗内，加姜末、黄酒、盐、味精、鸡蛋清 1 个、冷水 100 毫升，用力搅拌，上劲后，再拌以淀粉、麻油，即成鱼泥。

②鸡蛋磕入碗内，加淀粉、盐，用筷子打匀，在锅内分别摊成 5 张蛋皮待用。

③案板上摊开一张紫菜，覆上一层蛋皮，再抹上一层鱼泥，中间放入一根小葱，顺次卷拢，放入蒸笼，旺火蒸 10 分钟，取出冷却后，切成斜刀块即成。

功效：富含钙、碘，是准妈妈的补碘佳品。

鱼肉馄饨

材料：净鱼肉 125 克，猪肉馅 75 克，绿叶菜、干淀粉各 50 克，绍酒、熟鸡油、葱花、盐、味精各适量。

做法：

①将鱼肉剁成膏，加盐 0.5 克拌匀，做成 18 个鱼丸，逐个滚上干淀粉，使鱼丸有黏性，然后用擀面杖做成直径 7 厘米左右的薄片，制成鱼肉馄饨皮。

②将猪肉馅做成 18 个馅心，用鱼肉馄饨皮卷好捏牢。

③旺火烧锅，放入清水 1000 毫升烧沸，下馄饨，用筷子轻搅，以免黏结，小火烧到馄饨浮上水面 5 分钟左右，即可捞出。

④汤中加盐和绍酒，烧沸后放入绿叶菜、味精，倒入盛有馄饨的碗

105

中，撒葱花，淋鸡油即可食用。

功效：鱼肉馄饨不仅味道鲜美爽口，而且含有叶酸、维生素 B_2、维生素 B_{12} 等营养元素，有滋补健胃、利水消肿、通乳、清热解毒、止嗽下气的等多种功效，加上猪肉、绿叶菜等荤素同食，还能加强其所含营养，对孕妈妈更加滋补。

鲜肝菜粥

材料：猪肝 50 克，时令青菜、大米各 100 克，盐、淀粉、姜、料酒、油各适量。

做法：

①时令蔬菜择洗干净，放入沸水中焯烫，捞出沥干水，切小段；姜切丝；猪肝洗净，切碎，加油、淀粉、盐、料酒、姜丝腌制片刻。

②大米淘洗干净，放入锅中加水煮至八成熟。

③放入腌好的猪肝即青菜，煮至米熟烂，加少许生抽调味即可。

功效：鲜感菜粥含有丰富的维生素 B_1、铁、锌和维生素 A 等，非常适合孕 9 月的妈妈食用。

孕 10 月，适量运动迎接宝宝到来

产期临近，准妈妈的体重将达到高峰，受到不断膨大的子宫压迫，准妈妈可能会明显感受到心悸、气短、胸闷、胃部不适等，尿频也更加明显。本月胎儿体重开始快速增加，子宫底不断上升导致准妈妈出现胃灼热现象，寝食难安，上火也就变得十分常见，饮食上应更加注意营养均衡，

怀孕这样调：

怀得上，生得顺，养得好

以食疗缓解症状。同时，为了方便娩出胎儿，孕妈妈还应适量运动。

1. 适当运动

准妈妈此时要适当运动，既可以控制体重，还可提高身体抵抗力。户外锻炼能更多地接受日光照射，防止缺钙。最为重要的是，运动还能帮助大脑释放有益的物质，这些物质通过血液进入胎儿体内，对胎儿的大脑发育极为有利。

孕10月准妈妈已经非常笨重了，做运动时切不可大意，千万要量力而行。运动强度不宜太大，严禁从事剧烈体育活动，避免挤压和震动腰部。

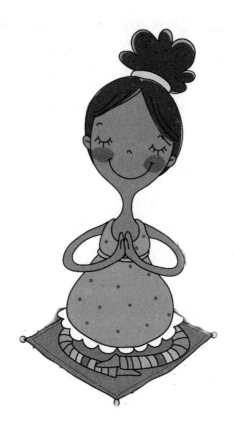

2. 孕 10 月精选食谱

土豆丝猪肝

材料：猪肝 500 克，土豆 300 克，葱花、淀粉、料酒、辣椒油、生姜汁、香油各少许。

做法：

①猪肝洗净切片，加料酒、生姜汁、葱花、盐拌匀；土豆去皮洗净，切丝。

②起锅热油，将土豆丝用热油浇几遍后，再下油锅，炸成金黄色时捞出，沥去油，撒入适量盐拌匀待用。

③猪肝两面沾上淀粉，放入八成热的油锅炸酥后，捞出沥油，再倒回原锅内，烹入辣椒油，炒匀，淋上香油，出锅装盘，周围围上土豆丝即成。

功效：土豆中的淀粉可以为临近分娩的准妈妈提供比较有效的热能。

虾皮粉丝菠菜汤

材料：虾皮 15 克，粉丝 20 克，菠菜 150 克，盐、鸡精各适量。

做法：

①菠菜洗净，切段；粉丝用温水泡软待用。

②锅中倒入适量水，放入菠菜、粉丝、虾皮，大火煮开，调入盐、鸡精煮熟即可。

功效：菠菜含有丰富的维生素 C、胡萝卜素、蛋白质及铁、钙、磷等矿物质，准妈妈常吃可补血止血、利五脏、通肠胃、调中气、活血脉，同时也可提供钙质。不过由于菠菜含草酸，所以不可常食，若经常食用可以先焯烫去草酸后再食用。

怀孕这样调：
怀得上，生得顺，养得好

准妈妈从怀孕到生产，会经历各种孕期检查项目，如此辛苦，就是希望能生下一个健康又强壮的宝宝。所以，我们特别为准妈妈列出一份详尽的产检时间表，提醒准妈妈们按时进行各项检查，以确保母体和胎儿的健康。

确认是否怀孕

1. 0~5 周检查是否怀孕

如果平时月经准时，又没有特别避孕，那么当月经超过一周没来，就有怀孕的可能。可购买早孕试剂在家测试，也可以去医院血检。一旦确定怀孕之后，首先要注意药物的服用和 X 射线的照射，如果需要用药，要提前告知医生。月经比平常来得少，也可作为判断怀孕的可能。若平时没有出血或是茶色分泌物的出现，在本次月经推迟后出现了这些情况，不要大意，要及时去医院检查。

2. 5~8 周 B 超胚囊可见

如果自我测试结果显示阳性，那么可以到医院预约 B 超检查，通过 B 超检查，大致能看到胚囊在子宫内的位置，如果看不到胚囊，则要怀疑是否有宫外孕的可能。另外，通过 B 超还可以看到胚胎数目，以确定是单胎还是多胎。如果无阴道出血的情况，只需要看看胚囊着床的位置就可以了；如果有阴道出血，通常是先兆性流产，如果这段时间真的有一些组织从阴道中掉出来，就要考虑是否是真的流产。

3. 6~8 周听胎儿心跳

6~8 周通过胎心监测仪可以听到胎儿的心跳，就说明胎儿处于正常的状态。如果没有听到胎儿心跳，准妈妈可以隔上一周再做一次检查。

4. 9~11 周可查家族遗传病

如果准妈妈的家族有遗传性疾病史，那么可以在这个时间段做"绒毛膜采样"。但是，这项检查有侵入性，容易造成流产及胎儿受伤，做之前一定要仔细听从医生的建议。

孕期检查时间表

1. 第 1 次产检

时间：怀孕 12 周。

说明：准妈妈在孕期第 12 周时正式开始进行第 1 次产检。一般医院会给妈妈们办理"准妈妈健康手册"。日后医师为每位准妈妈做各项产检时，也会依据手册内记载的检查项目分别进行并做记录。

检查项目主要包括：

（1）测量体重和血压

医师通常会问准妈妈未怀孕前的体重数，以作为日后准妈妈孕期体重增加的参考依据。整个孕期中理想的体重增加值为 10~12.5 千克。

怀孕这样调：

怀得上，生得顺，养得好

（2）听宝宝心跳

医师运用多普勒胎心仪来听宝宝的心跳。

（3）验尿

主要是验准妈妈的尿糖及尿蛋白两项数值，以判断准妈妈本身是否血糖有问题、肾功能是否健全、是否有发生子痫的危险等。

（4）身体各部位检查

医师会针对准妈妈的甲状腺、乳房、骨盆腔来做检查。

（5）抽血

主要是验准妈妈的血型、血红蛋白、肝功能、肾功能及梅毒、乙肝、艾滋病等，好为未来做防范。

（6）检查子宫大小

对检测以后胎儿的成长是否正常作准备。

（7）做"胎儿颈部透明区"的筛检

此项检查可早期得知胎儿是否为罹患唐氏综合征的高危险群。这项检查主要是以超声波来看胎儿颈部透明区的厚度，如果厚度大于 2.5（或 3）以上，胎儿罹患唐氏综合征的概率就会较高，这时医师会建议准妈妈再做一次羊膜穿刺，以此来观察染色体异常与否。

2. 第 2 次产检

时间：怀孕 13～16 周。

说明：准妈妈要做第 2 次产检。除基本的例行检查外，准妈妈在 16 周以上可抽血做唐氏综合征筛检，并看第 1 次产检的抽血报告。16～20 周开始进行羊膜穿刺，主要是看胎儿的染色体异常与否。

产检重点项目：唐氏综合征筛检、羊膜穿刺。

唐氏综合征筛检简称唐筛，目的是通过抽血检测孕妈妈血清中的甲型胎儿蛋白、绒毛膜促性腺激素、游离雌三醇和抑制素等值，再配合孕妈妈的年龄、怀孕周数和体重计算出胎儿罹患唐氏综合征的风险。

通常，抽血1周之后，医院会通知孕妈妈检查结果。如果结果显示"低危"，那么这块"大石头"就可以落地了。如果血清筛查呈阳性，也就是"高危"，那么就需要再做绒毛活检、羊水穿刺或无创DNA的检测。如果羊膜穿刺检查或绒毛检查结果正常，才可以最大限度地排除唐氏综合征的可能。

唐筛检查只能帮助判断胎儿患有唐氏综合征的机会有多大，但不能明确胎儿是否患上唐氏综合征。也就是说抽血化验指数偏高时，怀有"唐宝宝"的机会较高，但并不代表胎儿一定有问题。反过来说，即使化验指数正常也不能保证胎儿肯定不会患病。

3. 第3次产检

时间：怀孕17~20周。

说明：准妈妈要做第3次产检。在孕期20周做超声波检查，主要是看胎儿外观发育上是否有较大问题，医师会仔细测量胎儿的头围、腹围，看大腿骨长度及检视脊柱是否有先天性异常。

怀孕这样调：
怀得上，生得顺，养得好

112

产检重点项目：超声波检查。

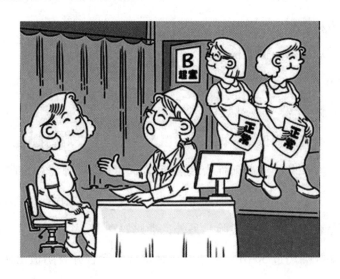

4. 第 4 次产检

时间：怀孕 21～24 周。

说明：准妈妈要做第 4 次产检。大部分妊娠糖尿病的筛检是在孕期第 24 周做。如准妈妈有妊娠糖尿病，在治疗上要采取饮食调整，如果调整饮食后还不能将餐后血糖控制在理想范围，则需通过注射胰岛素来控制，孕期不能口服降血糖药物，以免造成胎儿畸形。

产检重点项目：糖耐量检查。

5. 第 5 次产检

时间：怀孕 25～28 周。

说明：准妈妈要做第 5 次产检。此阶段最重要的是为准妈妈抽血检查乙型肝炎，目的是要检视准妈妈本身是否携带乙型肝炎病毒，如果准妈妈的乙型肝炎两项检验皆呈阳性反应，一定要在准妈妈生下胎儿 24 小时内为新生儿注射疫苗，以免让新生儿遭受感染。此外，要再次确认准妈妈前次所做的梅毒反应是呈阳性还是阴性反应。如此方能在胎儿未出生前即为准妈妈彻底治疗梅毒。

产检重点项目：抽血检查。

6. 第6次产检

时间：怀孕29~32周。

说明：准妈妈要做第6次产检。医师要陆续为准妈妈检查是否有水肿现象。由于大部分的子痫前症会在孕期28周以后表现出来，如果测量结果发现准妈妈的血压偏高，又出现蛋白尿、全身水肿等情况，准妈妈须多加留意，以免有子痫前症的危险。另外，准妈妈在37周前要特别预防早产的发生，如果阵痛超过30分钟以上且持续增加，又合并有阴道出血或出水现象时，一定要立即送医院检查。

产检重点项目：预防子痫前症。

7. 第7次产检

时间：怀孕33~35周。

说明：准妈妈要做第7次产检。到了孕期34周时，准妈妈要做一次详细的超声波检查，以评估胎儿当时的体重及发育状况，并预估胎儿至足月生产时的重量。一旦发现胎儿体重不足，准妈妈就应多补充一些营养素；若发现胎儿过重，准妈妈在饮食上就要稍加控制，以免日后需要剖宫生产或在顺产过程中出现胎儿难产情形。从33周开始，产检应变为每周一次，每次检查的内容没有明显的变化，如测量体重、宫高、腹围、心率、血压、胎心，定期测量血尿常规等项目。不同的是，准妈妈要开始做胎心监护了。

产检重点项目：超声波检查、胎心监护。

怀孕这样调：

怀得上，生得顺，养得好

114

胎心监护是通过绑在准妈妈身上的两个探头进行的，一个绑在子宫顶端，是压力感受器，其主要作用是了解有无宫缩及宫缩的强度；另一个放置在胎儿的胸部或背部，进行胎心的测量。

8. 第 8 次产检

时间：怀孕 36 周。

说明：从 36 周开始，准妈妈越来越接近生产日期，此时所做的产检以每周检查 1 次为原则，并持续监视胎儿的状态。

9. 第 9 次产检

时间：怀孕 37 周。

说明：37 周进行第 9 次产检。由于胎动越来越频繁，准妈妈宜随时注意胎儿及自身的情况，以免胎儿提前出生。

10. 第 10 次产检

时间：怀孕 38 周。

说明：从 38 周开始，胎位开始固定，胎头已经下来，并卡在骨盆腔内，此时准妈妈应有随时准备生产的心理。有的准妈妈到了 42 周以后仍没有生产迹象，就应考虑让医师使用催产素了。

身体检查项目与指标要大体了解

准妈妈的产前检查是非常必要的，是对准妈妈和小胎儿的保护。准妈妈拿着许多化验单，常是"一头雾水"，这里我们就对一些常用的检查项目加以解释，帮助准妈妈消除困惑。

停经 40 天左右，如果做的妊娠尿样呈阳性，医生会告诉准妈妈怀孕的消息，还会向准妈妈交代警惕宫外孕，如有腹痛、阴道出血应立即看急诊等问题。如一切正常，孕 15 周时到医院做详细检查。到了第 15 周，检查的项目就应该更全面了。

1. 血常规检查

检查项目：血红蛋白、血小板、白细胞等。

说明：主要是判断准妈妈是否贫血，正常值是 100～160 克/升。轻度贫血对准妈妈及分娩的影响不大，重度贫血可引起早产、低体重儿等不良后果。白细胞在机体内起着消灭病原体，保卫健康的作用，正常值是（4～10）$\times 10^9$/升，超过这个范围说明有感染的可能，但孕期可以轻度升高。血小板在止血过程中起重要作用，正常值为（100～300）$\times 10^{12}$/升，如果血小板低于 100×10^{12}/升，则会影响准妈妈的凝血功能。

2. 尿常规检查

检查项目：尿液中蛋白、糖及酮体，镜检红细胞和白细胞等。

说明：正常情况下，上述指标均为阴性。如果蛋白阳性，提示有妊娠高血压、肾脏疾病的可能。如果糖或酮体阳性，说明有糖尿病的可能，需进一步检查。如果发现有红细胞和白细胞，则提示有尿路感染的可能，需

116

引起重视，如伴有尿频、尿急等症状，需及时治疗。

3. 肝、肾功能检查

检查项目：谷丙转氨酶（GPT）、谷草转氨酶（GOT）、尿素氮（BUN）、肌酐（Cr）等。

说明：这些主要是为了检查准妈妈有无肝炎、肾炎等疾病，怀孕时肝脏、肾脏的负担加重，如果上述指标超过正常范围，提示肝、肾功能不正常，怀孕会使原来的疾病"雪上加霜"。肝功能正常值：谷丙转氨酶0~55单位/升；谷草转氨酶0~55单位/升。肾功能正常值：尿素氮9~20毫克/分升；肌酐0.5~1.1毫克/分升。

4. 血型检查

检查项目：

① ABO 血型。

② Rh 血型。

说明：检查血型，以备生产时输血，准妈妈了解自己的血型很重要。如果丈夫为 A 型、B 型或 AB 型血，准妈妈为 O 型血，生出的小宝宝有ABO 溶血的可能。亚洲人中 Rh 血型阴性的较少，大多数为 Rh 血型阳性。如果男女 Rh 血型不合，也有可能发生小宝宝溶血。如果准妈妈为 Rh 阴性，在生产前医院还要预先备好 Rh 阴性的血液，一旦分娩时发生意外，就能够及时输血。

5. 梅毒血清学试验

检查项目：

①螺旋体抗体血凝试验（TPHA）。

②快速血浆反应素试验（RPR）。

说明：梅毒是由梅毒螺旋体引起的一种性传播性疾病。如果准妈妈患梅毒可通过胎盘直接传给胎儿，有导致新生儿先天梅毒的可能。正常准妈妈这两项试验结果均为阴性反应。当机体受到梅毒螺旋体感染后，会产生两种抗体，表现为 RPR 阳性和 TPHA 阳性。RPR 阳性的特异性不高，会受到其他疾病的影响而出现假阳性，TPHA 阳性可作为梅毒的确诊试验。

6. 艾滋病的血清学检查

检查项目：艾滋病（HIV）抗体。

说明：艾滋病是获得性免疫缺陷综合征的直译名称，是一种严重的免疫缺陷疾患，其病原体是 HIV 病毒。正常准妈妈 HIV 抗体为阴性。如果感染了 HIV 病毒，则结果为阳性。HIV 病毒会通过胎盘传播给胎儿，会造成新生儿 HIV 病毒感染。

7. 乙型肝炎（HBV）病毒学检查

检查项目：乙肝病毒抗原。

说明：在病毒性肝炎中，以乙型肝炎发病率最高，在妊娠早期可使早孕反应加重，且易发展为急性重症肝炎，危及生命。乙肝病毒可通过胎盘感染胎儿，母婴传播的概率达到 90% 以上。正常准妈妈各项指标均为阴性。如果单纯乙型肝炎表面抗体（HBsAb）阳性，说明以前感染过乙肝病毒，现已经痊愈，并且对乙肝病毒具有免疫力。

8. 丙型肝炎（HCV）病毒检查

检查项目：丙型肝炎（HCV）抗体。

说明：丙型肝炎病毒是丙肝的病原体，75% 患者并无症状，仅 25% 患者有发热、呕吐、腹泻等现象。丙型肝炎病毒也可通过胎盘传给胎儿。正常准妈妈检查结果为阴性。如果为阳性，说明有丙型肝炎病毒感染，需引起医生和准妈妈的重视。

9. 唐氏综合征产前筛查

检查项目：唐氏综合征血清学筛查。

说明：唐氏综合征产前筛查是用一种比较经济、简便、对胎儿无损伤性的检测方法，在准妈妈中查找出怀有先天愚型胎儿的高危个体。先天愚型的发病率为1/1000（新生儿），是严重先天智力障碍的主要原因之一，正常夫妇也有生育先天愚型患儿的可能，并且随着母亲年龄的增高其发病率也增高。每位准妈妈在孕中期14～20周进行检查，阴性报告只表明胎儿发生该种先天异常的机会很低，并不能完全排除这种异常。产前筛查结果以风险率表示，医生会建议风险高的准妈妈进一步作羊水检查。

10. TORCH 综合征产前筛查

检查项目：风疹病毒（RV）、弓形虫（TOX）、巨细胞病毒（CMV）、单纯疱疹病毒（HSV）抗体、人体微细病毒（B19）。

说明：准妈妈在妊娠4个月以前如果感染了以上这些病毒，都可能使胎儿发生严重的先天性畸形，甚至流产。最好是在准备怀孕前进行此项检查，正常为阴性，如果检查呈阳性，应经治疗后再怀孕。对于家中养宠物的准妈妈更要进行检查。

11. 心电图检查

检查项目：心电图。

说明：这项检查是为了排除心脏疾病，以确认准妈妈是否能承受分娩。正常情况下结果为正常心电图。如心电图异常，需及时向医生咨询，并作进一步检查。

12. 超声检查

检查项目：B超。

说明：B超检查一般在孕期至少做4次，它可以看到胎儿的躯体、头部、胎心跳动，胎盘、羊水和脐带等。可检测胎儿是否存活，是否为多胎，甚至还能鉴定胎儿是否畸形，如无脑儿、脑积水、肾积水、多囊肾短肢畸形、连体畸形、先天性心脏病等。羊水深度在3~7厘米为正常，超过7厘米为羊水增多，少于3厘米则为羊水减少，都对胎儿生长不利。胎心存在，说明胎儿存活。正常胎心率为120~160次/分，低于或超出这个范围则提示胎儿在宫内有缺氧的可能。

13. 阴道分泌物检查

检查项目：白带清洁度、念珠菌和滴虫、线索细胞。

说明：白带是阴道黏膜渗出物、宫颈管及子宫内膜腺体分泌物等混合组成。正常情况下清洁度为Ⅰ~Ⅱ度，Ⅲ~Ⅳ度为异常白带，表示阴道炎症。念珠菌或滴虫阳性说明有感染，需进行相应的治疗，正常值为阴性。

14. 妊娠糖尿病筛查

检查项目：50克葡萄糖负荷试验。

说明：这是一种妊娠糖尿病筛查试验。在妊娠22~28周进行，口服含50克葡萄糖水，1小时后抽血检测血浆血糖值。如果≥7.8毫摩尔/升（或140毫克/分升），则说明筛查阳性，需进一步进行75克葡萄糖耐量试验，以明确有无妊娠糖尿病。

通过介绍，准妈妈们对手上的这些化验单有了清楚地认识了吧！如果有异常，要引起警惕，及时向医生咨询。

怀孕这样调：

怀得上，生得顺，养得好

让准妈妈心焦的致畸检查

通常情况下，想要有一个健康的宝宝，妈妈们知道要检查牙齿、补充叶酸，但是很多准妈妈不知道还需要去做一项孕前的病原微生物学检查。在所有的受检准妈妈中，有近八成的准妈妈对产检知识不甚了解，甚至不知道自己享有生育知情权，导致所有的检查项目、检查结果不得不对医院被动地听之任之；而筛查出有问题的高风险准妈妈中，又有一半因担心做羊水穿刺、脐带血提取等诊断有流产、感染的风险，最终放弃了产前诊断。对此医生提醒，每一个准妈妈特别是有高危因素的准妈妈，千万不能抱着侥幸心理放弃可能发现先天性疾病的相关检查。减少畸形儿的产生，需要以下检查。

1. 弓形虫致畸检查

医学研究显示，弓形虫主要是因为准妈妈进食受感染的生的或未煮熟的牛肉、接触感染的猫粪内的卵母细胞，然后经胎盘感染胎儿。感染后准妈妈会有疲劳、肌肉痛、淋巴结病等症状。准妈妈在怀孕期间被感染，轻则会产下个"病宝宝"，重则会引发流产。而怀孕时间越长，宝宝就越容易受到感染，不常见的情况是孕早期胎儿感染更可能致死。据国外调查研究发现，在怀孕后期感染此病毒的新生儿中，有六成感染症状，而在怀孕早期感染该病毒的新生儿中，只有一成有此症状。

121

当胎儿患有先天性弓形虫病时，这一定跟孕期母体受到感染有关。所以，各位准妈妈千万不要接触携带有微生物的传染源。如果你在孕前检查中，被发现体内含有抗弓形虫 IgG 抗体，恭喜你，你的宝宝将不会被感染。

2. 巨细胞病毒致畸检查

该病毒是 DNA 疱疹病毒，它既可以通过母体对胎儿传播，又可以水平传播（像是飞沫，口水接触或是尿液等）。不少感染该病毒的人表示，感染后会出现身体发热、关节疼、喉咙痛等现象。可惜的是，目前还没有十分有效的方法来解决这一难题，胎儿一旦感染会出现黄疸、颅骨钙化、智力发育低下、小头畸形等症状。

病毒在身体内首次感染后会潜伏一段时间，即使体内有血清抗体，病毒的传播仍旧会有一个周期性的复活过程。但是母体对于该病毒的免疫很差，既不能预防其被感染，也不能预防该病毒的再次复发。针对胎儿，医生会通过 B 超、CT、羊水检测等来检查是否遭到感染。

怀孕这样调：
怀得上，生得顺，养得好

3. 风疹病毒致畸检查

风疹，医学又称德国麻疹。如果是未孕的女性感染了，并没有什么大碍。但是孕期感染则会导致严重的后果，引起的损害不可估量。医院确诊风疹非常不容易，因为它一旦发作，与其他病症很类似，而且其中的25%是亚临床型，判断更加困难，但由它引发的病毒依然会对宝宝造成伤害。它对胎儿的危害包括一个或一个以上表现，如伤害心脏、损害眼睛、引发肝炎、引起贫血等。

多次研究结果发现，为根治疾病，建议怀孕的妈妈进行疫苗接种。这种病毒的确诊并不容易，医生主要检测孕妈的血液里是否存在抗体，一旦出现抗体就不容易受到感染。

123

4. 单纯疱疹病毒致畸检查

该病毒分为两种类型，倘若没有感染到生殖器就是Ⅰ型，一旦感染就会在皮肤上起疹子，有红斑，同时会感到很痒，并逐渐变成疼痛，随后还会出现一些泡沫状的小泡。这种病毒不单单会让皮肤发生反应，还会引起感冒、肝炎、脑炎等。而在生殖器上被感染了，便是Ⅱ型，这种类型的传播方式主要是性传播。有研究发现，很多新生儿都是因Ⅱ型病毒受到感染，即通过生殖器感染，在这种病毒的影响下会直接引发早产。这种病毒诱发了高数量的新生儿死亡，即使有幸生存，也会引发神经系统或者眼部炎症等后遗症。

此病毒主要的传播方式为性传播，因此在亲密时一定要采取相关的防护措施。在怀孕期间感染了此病毒，倘若没有发生病变，仍然是以顺产为主。倘若有病变的症状，则要选择剖腹产。

5. 其他病原体致畸检查

尽管是影响微小的母体疾病，偶尔也会导致胎儿死亡，所以我们不得不提高重视。诸如 B19 微小病毒，孕妈妈一旦感染此类病毒，就有可能引起流产、胎儿畸形甚至是死胎。而可怕的是，这类病毒被感染后，人体是不会表现任何症状的，只有通过特异性 IgM 抗体检测出来。

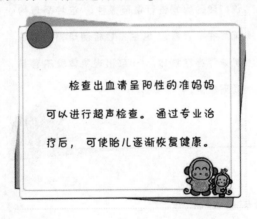

检查出血清呈阳性的准妈妈可以进行超声检查。通过专业治疗后，可使胎儿逐渐恢复健康。

经过以上内容，相信妈妈们对致畸检查已经有了新的认识。早孕时期如果感染了以上提到的其中一种病原微生物，都有造成早产、流产、胎儿畸形或残疾儿、死胎的可能，所以五项检查千万不可小视。当然，为了孕育出一个健康的宝宝，这些检查最好在怀孕前 6 个月进行。如果不幸感染

怀孕这样调：
怀得上，生得顺，养得好

了这些病毒，没有关系，现代的发达医术再加上医生指导下治疗，安全孕育下一代的梦想绝大部分人是可以实现的。

常规也重要的 B 超检查

B 超检查，也叫作超声检查或超声图，是一种非手术的诊断性产前检查。它利用声波来生成胎儿、胎盘、子宫及其他骨盆器官的可视图像。医生可以根据这些 B 超图像来获得准妈妈的孕期进展及宝宝健康的重要信息。

在检查中，B 超医师通过超声波扫描仪发射出的高频声波，会穿过准妈妈的子宫，遇到胎儿后作为回声反射回来。然后，计算机把这些回声转化为视频图像，显示出宝宝的形状、位置和活动情况。

B 超可以观察妊娠部位是否正常，排除宫外孕。在孕 13 周后，B 超可以清晰地显示出胎儿的内脏器官和四肢骨骼。通过测量所得到的数据，估计胎儿发育情况。还能确定胎位及胎盘位置，评估胎盘功能，选择分娩方式。在整个怀孕期间，早、中、晚期各进行一次 B 超检查，一般可以帮助准妈妈顺利地度过不同寻常的 10 个月。

1. 孕早期 B 超检查

所谓孕早期，指的是末次月经的第 1 天起到孕期 12 周，即孕 3 个月内。在怀孕早期出现以下情况时应做 B 超检查：

①先兆流产现象，且阴道出血时间长，需了解胚胎是否存活，是否有必要继续保胎；还需排除葡萄胎的可能。

②出现下腹部疼痛，需排除宫腔外怀孕，或怀孕合并肿物。

③对月经不正常的怀孕女性，需了解胚胎发育情况，估计怀孕周数，排除多胎。

④明显的胎儿畸形如无脑儿、缺肢等也可能在怀孕 12 周左右通过 B 超检查发现。

2. 孕中期 B 超检查

孕 13～27 周为孕中期。此阶段需要检查的项目有：

（1）查胎位

确定胎儿是头位、臀位或是横位，做到胸中有数。如果到了孕 28 周以后，胎位不正的情况未能得到解决，应在医生指导下设法予以纠正。

（2）查羊水

由于羊水与胎儿的宫内状况密切相关，羊水过多或过少都会影响到胎儿的发育，甚至引起畸形，故在必查之列。

（3）查胎盘

胎盘在孕 9 周左右初步"亮相"，出现雏形，孕 16 周以后持续增厚，孕 36 周以后又轻微变薄。此项检查的目的是为了了解胎儿在子宫内的环境，如孕 37 周以前出现Ⅲ级胎盘，这样的环境将对胎儿产生不利影响，故应作为高危准妈妈定期观察。

（4）查脐带

看有无脐带缠绕、脐先露和脐带脱垂、脐带肿瘤等异常情况存在。

（5）查是否前置胎盘

看前置胎盘的位置及是否有胎盘早期剥离、宫颈机能不全等可能。

（6）查是否有胎儿畸形

可能被"侦察"到的畸形有无脑儿、脑积水、小头畸形、脊柱裂等神经系统畸形；食管狭窄或闭锁、幽门梗阻或闭锁、十二指肠闭锁、无肛门、唇裂等消化系统畸形；先天性房间隔与室间隔缺损、法乐氏四联症、单心房、单心室等心血管畸形；肾不发育、肾积水、多囊肾等泌尿系统畸形；肺囊性变等呼吸系统畸形或异常；软骨发育不良、成骨发育不全等骨骼系统畸形等。

3. 孕后期 B 超检查

孕后期指的是孕 28 周以后，一般在孕 32 ~ 36 周要进行一次 B 超检查。目的是了解胎儿的发育情况，进一步检查胎儿有无畸形。特别是用以判断胎儿的大小及羊水量的多寡。

此时的 B 超检查还可以进一步明确胎盘的位置，判断有无前置胎盘。另外，也可以获得脐带血流及胎儿体内重要脏器的血流信息，间接了解胎盘动能。如果发现问题，便于及时处理。

B 超检查还能告诉你胎位是否正常，并预测胎儿的体重，以便让医生来决定分娩的方式。

妊娠糖尿病检查很重要

妊娠糖尿病是指怀孕前未患糖尿病，而在怀孕时才出现高血糖的现象。而妊娠前已有糖尿病的患者妊娠，称糖尿病合并妊娠。据研究统计的结果表明，有 3% ~ 10% 的准妈妈会罹患妊娠期糖尿病。筛检的方法是在怀孕 24 ~ 28 周，将葡萄糖粉 50 克溶于 200 毫升水中，5 分钟内喝完，1 小时后验血糖，若血糖数值超过标准，则需进一步做葡萄糖耐量试验。

病因：妊娠糖尿病与吃糖无关，它的病因病理有很多因素，其中有很多因素是与其他类型的糖尿病相关的，还有很多与遗传因素有关。

1. 妊娠糖尿病的相关因素

（1）不正确的生活习惯

引起妊娠糖尿病的因素中很大的一个就是准妈妈不正确的生活习惯，导致血糖含量过高。近年来，随着生活方式的改变，Ⅱ型糖尿病发病趋势升高并呈现年轻化；不少准妈妈吃得多且精，而活动少，这是妊娠期得糖尿病的重要原因。妊娠可促使隐性糖尿病变妊娠糖尿病，血管硬化症状为显性，在妊娠期，体内拮抗胰岛素的激素（垂体前叶激素与肾上腺皮质激素）水平增高，内分泌变化都会对糖代谢产生一系列影响，尤其当准妈妈胰岛功能储备不足或胰岛素分泌降低时，将会发生妊娠糖尿病。

（2）肥胖因素

肥胖是发生糖耐量减低和糖尿病的重要危险因素，对于妊娠期糖尿病也不例外。其他环境因素如年龄、经济、文化水平及饮食结构等因素都与肥胖有协同作用。

（3）糖尿病家族史和不良产科病史

糖尿病家族史是妊娠期糖尿病的危险因素，有糖尿病家族史的准妈妈妊娠期糖尿病的危险是无糖尿病家族史的准妈妈的1.55倍，一级亲属中有糖尿病家族史的准妈妈出现风险升高到2.89倍。以往妊娠时曾出现妊娠糖尿病，生育过巨大胎儿（体重大于4000克），过去有不明原因的死胎或新生儿死亡、羊水过多症的准妈妈也是妊娠糖尿病的相关因素。

（4）年龄因素

高龄妊娠是目前公认的妊娠期糖尿病的主要危险因素。年龄在40岁及以上的准妈妈发生妊娠期糖尿病的危险是 20~30 岁准妈妈的 8.2 倍。年龄因素除影响糖尿病的发生外，年龄越大，准妈妈诊断妊娠期糖尿病的孕周越小。

2. 疾病检查

（1）尿糖测定

妊娠期肾糖阈降低，血糖正常时也可出现糖尿，属生理现象，大量排出尿糖应考虑糖尿病可能，需进一步做空腹血糖测定及糖耐量试验，且排除肾性糖尿。

（2）血糖测定

正常准妈妈血糖值一般低于正常，很少超过 5.6 毫摩尔/升。空腹血糖值一般为 3.6~4.8 毫摩尔/升。除孕前已经诊断的糖尿病以外，妊娠期糖尿病大多发生在妊娠晚期，大多数患者无任何症状和体征，空腹血糖多正常，因此容易造成漏诊。

（3）50 克葡萄糖筛查实验

口服 50 克葡萄糖 1 小时血糖异常者需进行葡萄糖耐量试验，但不能仅凭一次糖耐量试验正常而排除妊娠期糖尿病。有高危因素，在孕 24~28 周糖耐量试验正常的准妈妈，需在 32~34 周重复糖耐量试验。

（4）正规糖耐量试验

检查前 3 日正常进食，每日摄入量不得少于 325 克，禁食 10~16 小时查空腹血糖，然后口服 100 克葡萄糖（溶于 400 毫升水中，5 分钟内服下），服糖水后 1 小时、2 小时、3 小时分别抽静脉血查血糖。四项诊断标准中，2 项或 2 项以上达到或超过标准即可诊断。任何一项达到称为糖耐量减低。

（5）糖化血红蛋白

正常妊娠期为6%，反映抽血前6～12周平均水平，糖尿病准妈妈明显升高。它不受血糖暂时波动的影响。

3. 临床表现

（1）典型症状

三多一少（多饮、多食、多尿和体重减轻）。妊娠期间还可以出现外阴瘙痒、外阴念珠菌感染，症状重时出现酮症酸中毒伴昏迷。

（2）妊娠期糖耐量异常

无三多一少症状。早孕时妊娠剧吐或有念珠菌感染史，空腹血糖检查发现异常或尿糖阳性。

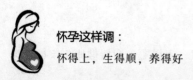

PART 5 怀孕期间，不可不知的疾病

宫外孕，严重威胁母婴健康

正常妊娠时，受精卵着床于子宫体腔内，即宫内孕。受精卵在子宫体腔以外着床并生长发育则称为异位妊娠，俗称宫外孕。但在医学术语上，两者含义稍有不同。卵子与精子结合并不发生在子宫内，而是在输卵管中，精卵结合形成受精卵后，可以向卵巢方向游走，也可以向子宫方向游走。正常情况下，受精卵应该向子宫方向游走并最终着床于子宫后壁上，这是正常妊娠；而在游走过程中，受精卵可能着床于子宫外的任何一个地方，包括腹腔中，这种情形有别于正常妊娠，故而称为异位妊娠。宫外孕指所有发生在子宫以外的妊娠，而异位妊娠是指孕卵位于正常着床部位以外的妊娠，还包括宫颈妊娠、子宫肌壁间妊娠、子宫残角妊娠等，因此异位妊娠的含义更广，是妇产科学界的术语。而"宫外孕"一词因易于理解，常被用于生活中，但是必须指出，两种叫法是存在差异的。异位妊娠是妇科常见的急腹症，近年来发病率有上升趋势。

1. 宫外孕早期包括三大主要症状

（1）停经

输卵管妊娠流产或破裂前，症状和体征均不明显，除短期停经及妊娠

131

表现外，有时出现一侧下腹胀痛。检查时输卵管正常或有肿大。有 20% ~ 30% 患者无明显停经史，或月经仅过期 2 ~ 3 日。

（2）腹痛

这是最常见和最紧急的症状，患者自觉下腹坠痛，有排便感，有时呈剧痛，伴有冷汗淋漓。破裂时患者突感一侧下腹撕裂样疼痛，常伴恶心呕吐。

（3）阴道出血

在孕早期，女性可能出现少量阴道出血、白带带血的情况。

除了以上三种，宫外孕还会导致其他非典型的症状，比如恶心、呕吐、尿频尿急、面色苍白、血压下降等症状。此外，由于腹腔内急性出血，可引起患者的血容量减少及剧烈腹痛，轻者常有晕厥，重者出现休克。

2. 宫外孕的鉴别诊断

输卵管妊娠未发生流产或破裂前临床表现不明显，诊断较困难，应结合辅助检查，以期尽早明确诊断。

（1）尿妊娠试验

简单、快捷，阳性者可协助诊断，阴性者需待血 β-HCG 定量予以排除。

（2）血 β-HCG 定量

血 β-HCG 定量是早期诊断异位妊娠的重要方法，除可协助诊断外，还可帮助判断胚胎的活性以指导治疗。异位妊娠时，血 β-HCG 值通常低于正常宫内妊娠。在保守性药物治疗或手术后，可通过监测血 β-HCG 水平以早期发现持续性异位妊娠。

（3）血黄体酮测定

异位妊娠患者黄体酮水平偏低，这可以作为诊断早期异位妊娠的指标。发达国家已将黄体酮列为异位妊娠的常规监测指标。孕早期黄体酮值比较稳定，如孕 8 周时黄体酮 < 45 纳摩尔/升（15 纳克/毫升），提示异位妊娠或黄体发育不良，敏感度达 95%，正常和异常妊娠血清黄体酮水平存在重叠，难以确定它们之间的绝对临界值，仅供参考。

（4）超声检查

阴道超声优于腹部超声，诊断异位妊娠准确率为 70%～94%，在输卵管部位见到妊娠囊（输卵管环）或胎心搏动可确诊。有剖宫产史者，应重点观察其前壁瘢痕部位，以避免漏诊瘢痕妊娠。如果是宫内妊娠，阴道超声能发现妊娠囊，否则应警惕异位妊娠。

（5）腹腔镜检查术

腹腔镜检查术是诊断输卵管妊娠的"金标准"，但为有创性方法，费用较高，明确诊断的同时可进行镜下手术，避免了开腹手术的盲目性，创伤小、恢复快，在有条件的医院应用较为广泛。

（6）子宫内膜病理检查

阴道出血较多，超声提示子宫内膜不均、质增厚或伴囊区者，可行诊断性刮宫，若刮出物有绒毛，可确诊为宫内孕流产；若无绒毛则送病理检查，如病理仅见蜕膜未见绒毛有助于诊断输卵管妊娠。对于诊断不明的异位妊娠，可刮宫后 24 小时复查血清 β-HCG，较术前无明显下降或上升，则支持诊断。近年来，助孕技术普及，使复合妊娠的发生率明显上升，应高度警惕。

3. 宫外孕急救措施

当女性下腹痛时，千万不要忽视宫外孕的可能性。宫外孕破裂会导致患者剧烈腹痛和大量内出血，出现面色苍白、脉搏细速、血压下降等休克现象。宫外孕是比流产更严重的疾病，随着胎儿长大，存活在输卵管的胎儿会给予输卵管过重的负担，输卵管承受不住压力，就会破裂。

宫外孕通常在怀孕后第 6~8 周的时候破裂，宫外孕破裂可能穿破输卵管壁或自输卵管伞端向腹腔流产，威胁准妈妈的生命。在救护车来到之前，应当维持头低脚高的姿势，保持安静，防止出血。用毛毯等物品保温也很重要。

在妇产科中有一句名言："典型的宫外孕最不典型。"因为宫外孕的症状常是模糊不清的，病人要把发病以来的细节充分告知医生，帮助医生详细了解情况。

宫外孕也易和其他一些腹痛的毛病相混淆，应注意区分。肠套叠是剧烈腹痛，大便带血；阑尾炎的疼痛多是从全腹部疼痛开始逐渐移至右下腹；肠扭转是突然导致的疼痛腹胀。胆石是右上腹痛。而宫外孕，也就是子宫外妊娠破裂，是下腹剧痛，出血。

4. 宫外孕的原因

其发病与输卵管炎症、输卵管手术、宫内节育器放置、输卵管发育不良或功能异常、受精卵游走及输卵管周围肿瘤压迫等有关。

（1）慢性输卵管炎

临床上可分为输卵管黏膜炎和输卵管周围炎，两者均为宫外孕的常见病因。严重的输卵管黏膜炎可使输卵管完全堵塞致不孕，轻者使黏膜皱襞粘连导致管腔变窄，蠕动不良而影响受精卵在输卵管内的正常运行，致使中途受阻而在该处着床。输卵管周围炎病变主要在输卵管的浆膜层或浆肌层，炎性渗出造成输卵管周围粘连，致使输卵管扭曲，管腔狭窄，管壁蠕动减弱，从而影响受精卵的运行。

（2）输卵管手术

各种形式的输卵管绝育，若形成输卵管瘘管或再通，均有导致输卵管妊娠的可能。而输卵管绝育术后的吻合复通术或输卵管成形术，均可能因管腔狭窄而导致输卵管妊娠。

（3）宫内节育器放置

随着宫内节育器的广泛应用，异位妊娠的发生率增高，这可能与放置后引起的输卵管炎有关。

（4）输卵管发育不良或功能异常

输卵管发育不良常表现为输卵管过长、肌层发育差、黏膜纤毛缺乏、双输卵管、憩室或有副伞等，均可成为输卵管妊娠的原因。

（5）受精卵游走

一侧卵巢排卵，若受精卵经宫腔或腹腔向对侧输卵管移行，则称为受精卵游走。受精卵由于移行时间过长，发育增大，即可在对侧输卵管内着床发展成输卵管妊娠。

（6）其他

输卵管周围肿瘤如子宫肌瘤或卵巢肿瘤，由于压迫到输卵管，影响输卵管的通畅，容易使受精卵运行受阻。子宫内膜异位症、既往异位妊娠史、助孕技术等也与异位妊娠的发病相关。

5. 如何预防宫外孕

（1）适时怀孕，正确避孕

选择双方心情和身体状况俱佳的时机怀孕，如暂不考虑做母亲，就要做好避孕。良好的避孕是杜绝宫外孕发生的根本保障。

（2）保护输卵管

人工流产等宫腔操作会增加妇科炎症的患病概率及子宫内膜进入输卵管的概率，进而导致输卵管粘连、狭窄和子宫内膜异位，增加了宫外孕的可能性。子宫肌瘤、子宫内膜异位症等生殖系统疾病也都可能改变输卵管的形态和功能。及时治疗这些疾病可以有效减少宫外孕的发生。

（3）特殊时期保卫生

经期、产期和产褥期均是女性一生中比较特殊的时期，这三个时期都是女性生殖系统防御能力较低的时期，容易出现生殖系统感染，故而应注意生殖系统卫生，同时在疾病发生时，应给予足够的重视，不管不顾的态度是导致宫外孕概率升高的潜在因素。

（4）远离烟酒，良好作息

尼古丁和酒精对准妈妈及胎儿都会造成缓慢而严重的不良影响，其中之一就是导致受精卵不能正常、适时的着床，而出现宫外孕。

（5）尝试"体外受孕"

一次宫外孕病史会使再次出现宫外孕的可能性增加，而屡次宫外孕的出现对母亲信心的打击毋庸置疑。饱受宫外孕困扰的女性，不妨选择体外受孕。精子和卵子在体外顺利结成受精卵之后，再送回母体的子宫安全孕育。

136

腹部疼痛，警惕多种疾病

孕妈妈最担心的就是肚子痛，因为心爱的胎宝宝就"住"在自己的肚子里，肚子疼可能直接影响宝宝的健康或是预示着胎宝宝出了什么问题。那么，哪些因素会造成孕期腹痛？对胎宝宝是否会造成不好的影响呢？

孕期的腹痛主要分为两类：生理性腹痛和病理性腹痛。

怀孕这样调：
怀得上，生得顺，养得好

1. 生理性腹痛

（1）子宫增大压迫肋骨

随着宝宝长大，准妈妈的子宫也在逐渐增大。增大的子宫不断刺激肋骨下缘，可引起准妈妈肋骨钝痛。这属于生理性腹痛，无须特殊治疗，可利用左侧卧位缓解疼痛。

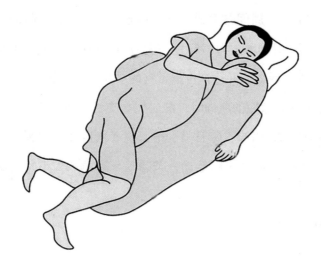

（2）假临产宫缩

从孕早期到孕晚期，大部分孕妈妈都会有肚皮硬起来的感觉。其实这是子宫的一种不规则收缩，间隔时间、子宫收缩时间都有长有短，相对来说孕早期的子宫收缩时间会短一些，到孕晚期可能时间会越来越长。这类子宫收缩通常不会造成疼痛，但也有一部分孕妈妈能明显地感觉到痛感。孕中期后，子宫迅速增大，子宫四周的韧带由原来的松弛状态变为紧张状态，尤其是位于子宫前侧的一对圆韧带被牵拉，由此也可引起牵引胀痛。

到了妊娠晚期，可因假宫缩而引起下腹轻微胀痛，它常常会在夜深人静时作祟而于天明消失，宫缩频率不一致，持续时间不恒定，间歇时间长且不规律，宫缩强度不会逐渐增强，不伴下坠感，白天症状缓解。假宫缩预示准妈妈不久将临产，应保持充分的休息并多吃些补充能量的食物，养精蓄锐。临产前的宫缩有节律性，每次宫缩都是由弱至强，维持一段时间，一般 30 ~ 40 秒，消失后进入间歇期，为 5 ~ 6 分钟。

（3）胎动

胎动于 28 ~ 32 周间最显著。在 20 周时，每日平均胎动的次数约为 200 次，在 32 周时则增加为 375 次，每日的胎动次数可能介于 100 ~ 700 次之间。自 32 周之后，胎儿逐渐占据子宫的空间，只是偶尔会很发力。当胎宝宝的头部撞在骨盆底的肌肉时，准妈妈会突然觉得被重重一击。胎动可以自测：从妊娠 28 周起，每日早、中、晚 3 次卧床计数胎动，每次 1 小时，相加乘以 4 即为 12 小时胎动，若胎动≥30 次/12 小时或≥3 次/小时为正常。

2. 病理性腹痛

（1）胎盘早剥

多发生在孕晚期，准妈妈可能存在妊娠高血压综合征、慢性高血压病及腹部外伤。下腹部撕裂样疼痛是典型症状，多伴有阴道流血。腹痛的程度受早剥面积的大小、血量多少及子宫内部压力的高低和子宫肌层是否破损等综合因素的影响，严重者腹痛难忍、腹部变硬、胎动消失甚至休克。所以在孕晚期，患有高血压的准妈妈或腹部受到外伤时，应及时到医院就诊，以防出现意外。胎盘剥离在怀孕末期的发生率为 0.5% ~ 1%，一般易发于有高血压、抽烟、多胞胎和子宫肌瘤的准妈妈身上。胎盘剥离所产生的痛，通常是剧烈的撕裂痛。虽然伴随有阴道出血，但也有些胎盘剥离的病人会感受到强烈腹痛却无阴道出血的情况，这是因为其出血处皆位于胎盘后方，且被封存于子宫中。当胎盘剥离超过 50% 时，通常会引起准妈妈的凝血机制失常和胎儿死亡的现象。

（2）先兆子宫破裂

子宫破裂是指在妊娠晚期或分娩过程中子宫体部或子宫下段发生的破裂，是直接威胁产妇及胎儿生命的产科并发症。没有开过刀的子宫，发生破裂的概率极低。但准妈妈若有下列情况，即使子宫未开过刀也可能出现子宫破裂，如子宫有先天畸形的准妈妈，在使用过量催生药物或产道有阻碍的情况下，子宫有可能会发生破裂。另外，侵蚀黏生性胎盘也有可能于怀孕中期引起子宫自然破裂。

子宫破裂较常发生于子宫曾有过伤口的病人，如曾接受过剖腹产或子宫肌瘤切除术的准妈妈，其子宫破裂的发生概率大约为 2%。现今大部分的剖腹生产，都采用低位横向式伤口的开刀方式，其伤口绝对较强，但也有发生破裂的可能性。子宫破裂会因出血量大而造成准妈妈及胎儿双双发生休克、缺氧及死亡的可能。所以，子宫破裂也是造成准妈妈死亡的常见因素之一。子宫破裂常发生于瞬间，之前产妇感觉下腹持续剧痛，极度不安，面色潮红及呼吸急促，此时为先兆子宫破裂；子宫破裂瞬间撕裂样剧痛，破裂后子宫收缩停止，疼痛可缓解，随着血液、羊水、胎儿进入腹腔，腹痛又呈持续性加重，准妈妈呼吸急促、面色苍白、脉搏细数，血压下降陷于休克状态。

3. 8 种非妊娠腹痛

（1）急性阑尾炎

在怀孕早、中、晚期均可能发生急性阑尾炎。由于胎宝宝的存在，阑尾所在的位置会随妊娠月份的增加而逐步上移，给诊断带来了一定的困难。

（2）肠梗阻

表现为腹部绞痛、呕吐、腹胀、排便和排气停止。如果孕妈妈在怀孕之前曾经做过腹部手术，手术后发生的肠粘连往往是孕期引发肠梗阻的原因。

（3）胆石症和胆囊炎

表现为右上腹撑胀疼痛，右肩或后背部放射疼痛，活动和呼吸时疼痛加剧，并可有发热、寒战、恶心、呕吐的症状。怀孕后，孕妈妈血液和胆汁中胆固醇过于饱和，所以容易发生胆结石。怀孕的任何阶段都可能发生胆囊炎和胆石症，但多见于妊娠晚期和产褥期。

（4）急性胰腺炎

表现为突然发作的持续性中上腹部剧痛，常在饱餐后发生，伴有发热、恶心、呕吐，严重者可发生腹膜炎和休克。怀孕期由于子宫增大腹压升高，加上高蛋白、高脂肪的饮食，消化系统的负荷明显增加，胰管内压升高，加之肠道中脂肪积存较多，这些因素结合起来就可能引发胰腺炎。

（5）子宫肌瘤

表现为腹痛通常来得突然，且痛点固定不动，属于局部疼痛。如果在孕前就存在子宫肌瘤，可能在怀孕期间长大，对怀孕产生不利影响，如肌瘤变性坏死、肌瘤扭转及直接干扰胎儿发育或阻碍生产等。

（6）附件炎

表现为腹痛不能触碰、发热、阴道分泌物增多，色黄且有臭味，还可出现头痛、食欲不振、呕吐、腹泻、尿频、尿急等症状。

（7）胃肠溃疡

最常见的症状为疼痛，多位于上腹部，进食或服用制酸剂可缓解。疼痛常被描述为烧灼痛、咬痛或饥饿感，病程具有长期性和反复性。

（8）尿路结石

上尿路结石为腰部或腹部疼痛突然发作，常向下腹部、腹股沟、大腿内侧和阴唇部位放射；下尿路结石表现排尿中断和排尿疼痛，疼痛在下腹部和会阴部，排尿后段疼痛加剧，同时可有血尿。

孕期抑郁症，及时缓解很重要

通常来说，孕期是女性一生中感觉最幸福的时期之一。但实际情况是，将近10%的女性在孕期会感觉到不同程度的抑郁。也许正因为人们都坚信怀孕对女人来说是一种幸福，所以甚至很多妇科医生都忽视了对孕期抑郁症的诊断和治疗，而简单地把准妈妈的沮丧抑郁归咎于一时的情绪失调。其实，如果没有得到充分重视和及时治疗，孕期抑郁症也相当危险，它会使准妈妈照料自己和胎儿的能力受到影响，给妇婴带来不良后果。一些情况较复杂或有危险性，需要长期卧床静养或进行多次遗传基因测试的怀孕（比如说双胞胎或多胞胎），会使准妈妈备受精神和肉体的折磨。此类准妈妈较易受到孕期抑郁症的困扰，应特别注意。

1. 孕期抑郁症的表现形式

不能集中注意力，焦虑，极端易怒，睡眠不好，易疲劳，不停地想吃东西或者毫无食欲，对什么都不感兴趣，总是提不起精神，持续的情绪低落、想哭或情绪起伏很大、喜怒无常。

（1）思维迟缓

这一类抑郁症中，患者的思维联想过程受抑制，反应迟钝，主要症状为主动性言语减少，语速明显减慢，思考问题费力。在情绪低落的影响下，患者自我评价低，有无用感和无价值感，进而产生悲观厌世和自杀打算。在躯体不适基础上则会出现疑病观念，认为自己患了不治之症。

（2）意志活动减退

该抑郁症的症状表现是患者在患病后的一些主动性活动明显减少，生活被动，不愿参加外界和平素感兴趣的活动，常独处。生活懒散，发展为不语不动，可达木僵程度。最危险的是反复出现自杀企图和行为。

2. 孕期抑郁症原因

怀孕期间体内激素水平的显著变化可以影响大脑中调节情绪的神经传递素的变化。准妈妈可能在怀孕 6 ~ 10 周时初次经历这些变化，然后当身体开始为分娩作准备时，会再次体验到这些变化。激素的变化将会使准妈妈比以往更容易感觉焦虑，因此这是怀孕期间的正常反应，无须为此陷入痛苦和失望的情绪中不能自拔。另一些容易导致孕期抑郁症的诱因包括家族或个人的抑郁史及人际关系上的问题。如果准妈妈的家族或本人曾有过抑郁史，患上孕期抑郁症的概率就更高；如果准妈妈与配偶关系紧张，并且已无法自行解决问题，那么最好立即找有关专家进行咨询。因为孩子的到来会增加夫妻关系的压力，只有通过咨询，找出相应的办法，才是解决问题的积极手段。

3. 高发孕期抑郁症的准妈妈人群

（1）怀孕具有危险性的准妈妈

一些情况较复杂或有危险性，需要长期卧床静养或进行多次遗传基因测试的怀孕（比如说双胞胎或多胞胎），会使准妈妈备受精神和肉体的折磨。她们一方面要忍受怀孕带来的肉体痛苦，另一方面还要为其结果而担惊受怕，所以这一类准妈妈较易受到孕期抑郁症的困扰，应特别注意。

（2）通过药物怀孕的准妈妈

如果从前有不孕倾向，并且通过服用药物来使自己怀孕，则在服药过程中，必须成年累月地忍受由于药物不良反应而导致的内分泌失调及由此引发的情绪不稳，一旦怀孕之后，又将面临万一失去这个千辛万苦得来的胎儿的担忧和恐惧，这一人群也极易罹患孕期抑郁症。

（3）有过流产经历的准妈妈

如果准妈妈过去有过流产经历，那么在这次怀孕中可能会为胎儿的安全而担忧。如果上次流产与本次怀孕相隔不久，或者在一年中有多次流产经历，那么准妈妈的身体可能还没有从上次流产中完全复原，在精神和肉体上相对脆弱，因而更容易引发孕期抑郁症。

（4）生活有重大变动的准妈妈

准妈妈是否为了更好地迎接宝宝的来临而新换了更大的居所呢？或者因为怀孕等原因在工作中遇到困难？怀孕期间生活上的任何重大变动，如搬家、离婚、失业、失去亲友等都可能使准妈妈陷入孕期抑郁症。

（5）有过痛苦经历的准妈妈

怀孕可能触发准妈妈对于从前所经受的情感、性、肉体或语言虐待的痛苦记忆。此时准妈妈身体的变化已不受自己意志的控制，这种由身体变化而引起的失控感，可能会使准妈妈回想起受到虐待时所感受到的失控，并且使其长时间地抑郁不欢。

4. 正确对待孕期抑郁症

（1）尽量使自己放松

放弃那种想要在婴儿出生以前把一切打点周全的想法。准妈妈也许会觉得自己应该抓紧时间找好产后护理人员，给房间来个大扫除，或在休产假以前把手头做的工作都结束了，其实在准妈妈列出自己"该做的事情"之前，应该郑重地加上一条——善待自己。一旦孩子出生，准妈妈就将再也没有那么多时间来照顾自己了。所以当怀孕的时候应该试着看看小说，在床上吃可口的早餐，去树林里散散步，尽量多做一些会使自己感觉愉快的事情。照顾好自己是孕育一个健康可爱宝宝的首要前提。

（2）和配偶多交流

保证每天有足够的时间和配偶在一起，并保持亲昵的交流。如果身体允许，可以考虑一起外出度假，尽你所能来使夫妻之间的关系更加牢不可破，这样当孩子降生时才会有坚强的后盾，可以让自己放心依靠。

（3）把情绪表达出来

向爱人和朋友们说出自己对于未来的恐惧和担忧，轻松而明确地告诉他们自己的感觉，处在怀孕的非常时期，准妈妈比平时更需要爱人和朋友的精神支持，而只有当他们明了准妈妈的一切感受时，他们才能给予相应的安慰。

（4）和压力做斗争

不要让自己的生活充满挫败感。时时注意调整自己的情绪。深呼吸，充分睡眠，多做运动，注意营养。如果仍然时时感觉焦虑不安，可以考虑参加孕期瑜伽练习班，这种古老而温和的运动，可以帮助准妈妈保持心神安定。

怀孕这样调：

怀得上，生得顺，养得好

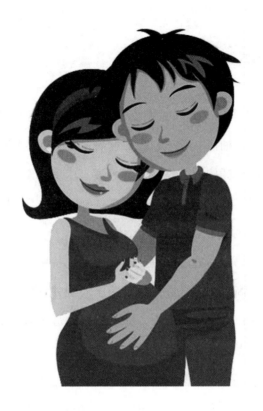

（5）进行积极治疗

如果准妈妈作了种种努力，但情况仍不见好转，或者准妈妈发现自己已不能胜任日常工作和生活，有伤害自己和他人的冲动，那么就应该立即寻求医生的帮助，在医生的指导下服用一些对自身和胎儿没有不良反应的抗抑郁药物，也可以要求医生为自己推荐一位这方面的医学专家或精神治疗专家，以免病情延误，给自己和胎儿带来不良后果。有的准妈妈害怕去见精神病专家，认为这会使自己与精神病挂上钩，其实完全不必担心，准妈妈可以理智而客观地把它看作是保证自己和胎儿健康安全而采取的一项必要措施，这样会让自己放松很多。

妊娠高血压，预防最重要

妊娠高血压综合征，是妊娠期女性所特有而又常见的疾病，以高血压、水肿、蛋白尿、抽搐、昏迷、心肾衰竭，甚至发生母胎死亡为临床特点。妊娠高血压综合征按严重程度分为轻度、中度和重度。重度妊娠高血压综合征又称先兆子痫和子痫，子痫即在高血压基础上有抽搐。

1. 妊娠高血压综合征的易患人群

年轻初产准妈妈及高龄准妈妈；营养不良，特别是伴有严重贫血的准妈妈；患有原发性高血压、慢性肾炎、糖尿病合并妊娠者；双胎、羊水过多及葡萄胎准妈妈；有家族疾病史，如准妈妈的母亲有妊娠高血压综合征病史者；体形矮胖者。

2. 妊娠高血压综合征的影响

妊娠高血压综合征易引起准妈妈胎盘早期剥离、心力衰竭、凝血功能障碍、肾衰竭及产后血液循环障碍等症状，而情况严重时，如发生脑出血、心力衰竭及弥散性血管内凝血会导致妊娠高血压综合征患者死亡。如果准妈妈患了重度妊娠高血压综合征，胎宝宝易出现早产、死产、窒息等危情，所以，准妈妈妊娠高血压综合征的病情越重，对胎儿的不良影响也越大。

3. 预防妊娠高血压综合征

加强孕期营养及休息。准妈妈在妊娠中、晚期时要加强营养，尤其是蛋白质、多种维生素、铁剂的补充，减少动物脂肪和盐的摄入，这对妊娠高血压综合征有一定的预防作用。如果准妈妈体内营养缺乏、患低蛋白血症或严重贫血，其妊娠高血压综合征发生率就会增高。此外，还要保证充

怀孕这样调：

怀得上，生得顺，养得好

足的睡眠和休息，一般取左侧卧位，休息不少于 10 小时。

（1）重视产前检查

准妈妈一定要做好孕期保健工作，积极进行产前检查。要做到妊娠早期测量 1 次血压，作为孕期的基础血压，以后定期检查。尤其是在妊娠 36 周以后，应每周观察血压及体重的变化、有无蛋白尿及头晕等自觉症状；定期监测血液、胎宝宝发育状况和胎盘功能。

（2）重视诱发因素

如果准妈妈的外祖母、母亲曾经有人患过妊娠高血压综合征，就要考虑遗传因素了；如果准妈妈孕前患过原发性高血压、慢性肾炎及糖尿病等，均容易发生妊娠高血压综合征，尤其是如果妊娠发生在冬季，更应加强产前检查，及早处理。

（3）重视妊娠高血压综合征准妈妈的饮食

准妈妈如果患上了妊娠高血压综合征，在饮食上一定要注意搭配原则，注意"三多三少"。

多吃新鲜蔬菜，新鲜蔬菜能提供多种营养素，营养成分保持良好。

多补钙，钙不仅能促进胎宝宝的成长，还能预防妊娠高血压综合征的发生。准妈妈可多吃豆类、牛奶、海带、黑芝麻等食品。

多补硒，硒是人体不可缺少的微量元素，妊娠时胎宝宝及胎盘生长需较多硒，母体通过主动转运方式向胎宝宝输送硒，患有妊娠高血压综合征的准妈妈随妊娠进展，体内缺硒并随病情进展而加重，因此，准妈妈适当补充硒是有益的。准妈妈可摄取富含硒元素的食物，如动物肝、瘦肉、谷麦等。

少吃腌制品，腌制食物如咸鱼、咸肉、咸菜等都不要吃；刺激性较强的调料如辣椒、芥末等也不要吃。

147

少吃高脂食物，尽量少吃油炸食品，以免加重病情。

少喝碳酸饮料，各种含添加剂的碳酸饮料、果汁饮料及含咖啡因的饮品最好都不要饮用。

4. 妊娠高血压综合征的按摩治疗

（1）六字按摩法

擦：用两手手掌摩擦头部的两侧各 36 次。

抹：用双手的食指、中指和无名指的指腹，从前额正中向两侧抹到太阳穴各 36 次。

梳：双手十指微屈，从前额发际开始，经过头顶，梳至后发际 36 次。

滚：双手握拳，拳眼对着相应的腰背部，上下稍稍用力滚动 36 次，滚动的幅度尽可能大一些。

揉：两手手掌十字交叉重叠，贴于腹部，以脐为中心，顺时针、逆时针各按揉 36 次。

摩：按摩风池穴（枕骨粗隆直下凹陷与乳突之间，斜方肌与胸锁乳突肌的上端之间）、劳宫穴（手心中央）、合谷穴（手背面第 1、第 2 掌骨之间，近第 2 掌骨中点）、内关穴（前臂内侧、腕上 2 寸）各 36 次。

此外，还有一些按摩方法简便易行，降压效果较好，病人可以根据自己的具体情况选用。

（2）浴面分抹法

搓热双手，从额部经颞部沿耳前抹至下颌，反复 20～30 次。

（3）按摩指甲根

在手的大拇指指甲根部，以另一只手的大拇指与食指夹住，转动揉搓，然后，自指甲边缘朝指根方向慢慢地揉搓下去，勿用力过度，吸气时放松，呼气时施压，尽可能于早起、午间、就寝前各做1次，这样可使血管扩张，血压下降。

（4）按摩涌泉穴

方法是取坐位于床上，用两手拇指指腹自涌泉穴推至足根，出现局部热感后再终止操作，每日1～2次。

（5）顺气法

双手平放在胸上，掌心贴胸部，用鼻深吸一口气，接着用口呼气，双手慢慢向下抚到小腹部，反复做10遍。

（6）浴腰法

两掌手指并拢，紧按腰背脊柱两侧，从上往下挤压至臀部尾骨处，每次20遍。

（7）捏手掌心

血压急剧上升时，捏手掌心可作为紧急降压措施。先从右手开始，用左手的大拇指按右手掌心，并从手掌心一直向上按到指尖，再返回掌心，直到每根指尖都按到。然后照样按左手掌。

皮肤瘙痒，看似简单却蕴藏大危险

因激素增加，准妈妈不仅身体会出现变化，就连皮肤也显得异常敏感。全身皮肤奇痒难忍是很多准妈妈十月怀胎中的经历，这一现象多出现在妊娠中后期，且瘙痒的程度轻重不一。轻者只是皮肤稍有瘙痒，重者则瘙痒难忍，痛苦不堪，甚至抓破皮肤方能暂时止痒，结果造成全身抓痕累累，搞不好还容易发生皮肤化脓性感染。准妈妈皮肤瘙痒的症状只有到分娩后方能减轻直至消失，如果瘙痒难忍，孕期可以适当用药加以缓解。

1. 孕产期皮肤瘙痒的几种状况

造成准妈妈皮肤痒的原因有很多，常见的原因包括感染疥疮、天气湿冷、环境卫生不好、个人体质因素、因为药物不适引起的药物疹、高危险妊娠准妈妈、内科疾病、肝肾功能异常、胆汁阻塞不通等。也有少数准妈妈的瘙痒原因不明。

（1）冬天特别容易痒

夏天闷热潮湿，身体大量流汗之后会有瘙痒感，这一现象可以理解。而进入冬天，由于气温和湿度较低，皮肤油脂及汗液分泌较少，皮肤容易变得干燥，如果穿着毛料衣服或是盖上棉被之后，更容易感觉到痒，这类情形俗称为"冬季痒"。皮肤如果过度干燥导致龟裂时，甚至可能产生湿疹，因此，医学上又称之为"缺脂性湿疹"。

要解决此类不适，可避免穿着毛料材质等容易刺激皮肤的衣服；皮肤干燥者，可以适度的涂抹润肤乳液，避免过度清洁肌肤，减少洗澡的次数。洗澡时，也应避免水温太高。夏天则宜穿着宽松、透气材质的衣服，避免长时间处在潮湿、闷热的环境；身体大量流汗之后，可以洗澡并保持肌肤干爽。此外，转移注意力也能有效降低瘙痒的感觉。

（2）妊娠荨麻疹，奇痒无比的疹块

怀孕期间，因为急速的生理变化，有些准妈妈的皮肤表皮会出现块状凸起的疹子，而且奇痒无比，疹块可能发生在身体的任何部位，有时出现，有时消失，令人捉摸不定，这就是妊娠性荨麻疹。引起荨麻疹的原因很多，有可能是食物过敏、内科疾病，穿着服饰或是气候变化等因素。

由于荨麻疹会让人感觉到非常的痒，甚至是越抓越痒越多，而且常因抓破皮造成局部感染，因此应寻求专科医师的治疗。专业医师表示，这类痒疹多数在怀孕中、后期发生，此时期胎儿的神经发育已经成形，国内外也鲜有研究报告指出，在此时期使用药物会对胎儿造成影响。因此使用药物治疗是安全的，也是改善搔痒情形的积极做法。常用药物为抗组织胺的药物。

（3）多形性妊娠疹，孕期体重过度增加

多型性妊娠疹的表现症状有时像荨麻疹，但有些则是不规则的丘疹。多数出现在怀孕后期，且肚皮为好发部位。患处同样会感觉到痒，但是如果孕妈妈可以忍受，在产后1周左右就会自然痊愈，无须治疗。如难以忍受，可以使用抗组织胺、类固醇药物或焦油，在患处局部涂抹，舒缓因为痒而带来的不适感。

（4）结节性痒疹及瘙痒性毛囊炎

结节性痒疹主要在怀孕 25～30 周期间出现，疹子外观呈颗粒状。而瘙痒性毛囊炎外观则有如青春痘，好发于腹部、大腿内侧等部位。如果因为痒而给孕妈妈带来不舒服的感觉，甚至造成情绪上的困扰时，建议可以适度的使用止痒药，必要时给予抗生素治疗。

（5）疥疮，传染性疾病

疥疮是一种传染性疾病，由寄生在表皮内的疥虫感染而发病。感染疥疮时，身体四肢指缝间、腋下、鼠蹊部、胸部下方等部位，会特别容易感觉到痒，盖上棉被身体变热之后会更痒。由于这是一种传染性的疾病，在治疗时准妈妈的家人也需要同时治疗，以免相互传染。具体方法为将患者用过的衣服、被单、床单以50℃的热水清洗，再以熨斗烫或日晒，或放于室温内两星期不与人体接触，疥虫会自然死亡。患者本人依照指示洗澡并全身涂抹药膏数天即可。

（6）肝功能异常，进一步抽血检查

少数有高危险妊娠的准妈妈，例如，有胆液阻塞、肝肾功能异常者，在怀孕期间也容易有皮肤瘙痒的情形。在产检初期经由血液常规检查即可得知，如有此类异常的准妈妈，也需要配合医师的指示，接受适当的治疗。这类疾病包括胆汁淤积性瘙痒症、妊娠型类天疱疮和疱疹样脓痂疹，严重时都会造成早产、流产甚至死胎，但是发生率均在万分之一级别。

在此需要特别提醒准妈妈们，与怀孕有关的皮肤瘙痒症状通常会持续到产后为止，因此准妈妈有皮肤瘙痒问题或疾病，千万不要因为害怕怀孕用药而一再隐忍，如此可能因瘙痒而影响睡眠、孕期心情、精神状况及饮食等。一般孕产期由专业医生开出的皮肤疾病的治疗药物都很安全，遵医嘱使用不会出现问题，不需有太多顾虑或不必需的担忧。

孕产期皮肤疾病治疗时一般都以外用药膏为主，没有效果时才会考虑口服药。

2. 孕产期皮肤瘙痒的日常预防

（1）生活建议

①夏天天气较闷热，建议准妈妈穿着尽量以宽松、透气、容易吸汗为主，材质以纯棉为佳，并避免处于潮湿闷热的环境中。

②做好防晒和保湿。

③大量流汗时可洗个澡，让身体保持干爽。

怀孕这样调：

怀得上，生得顺，养得好

④每天洗澡次数勿过多，水温也不能太高。

⑤避免泡澡、泡温泉。

⑥洗澡时避免使用过多清洁用品，洗后可擦些乳液保湿。

⑦避免过度抓痒。

⑧症状轻微时，也可以使用半干的冷毛巾进行冷敷，缓和皮肤瘙痒情形。

（2）保养事项

①挑选专用产品。选择保湿乳液时，最好选择不含香精、酒精、色素的，也可以选择敏感性皮肤专用保养品。

②注意成分。孕期中使用妊娠霜等保养品，要特别留意其中成分，如果擦了会痒，就要立刻停用，以免引起过敏性皮肤炎。

③以单纯为原则。保养程序尽量单纯，同时要避免尝试没用过的产品；产品种类和成分也是越单纯越好。

④避免刺激性产品。不要用太油腻的保养品及含去角质、酸类（如A酸、果酸）等刺激性成分的产品。

⑤避免使用非必需品。避免或减少烫发、染发、擦指甲油、精油按摩等非必需品的使用，为了准妈妈自己和胎儿安全着想，避免使用以上物品可减少过敏或接触性皮肤炎等皮肤问题的发生概率。

（3）饮食原则

因怀孕造成皮肤瘙痒的原因很多，在饮食方面，可遵循以下两大原则，以缓和皮肤瘙痒的不适。

①避免过敏源。准妈妈荨麻疹和一般人一样，可能因为药物、海鲜、牛奶、蛋、贝壳类、酒等食物所引起，或因灰尘、宠物的细毛、花粉、尘

153

螨等吸入性过敏源所造成，这些都应该尽量避免。

②避免刺激性食物。专家建议准妈妈最好避免吃太热、太辣的食物，以免使身体更热，加重瘙痒情形；其他像是咖啡、茶、汽水、可乐这类的饮料，也最好减少饮用。

怀孕有关的皮肤瘙痒问题，无法事先预知也难以预防。但是在怀孕后开始做好适当的保养，也可大大减少外来的危险因子，缓和皮肤瘙痒的程度。

宫缩疼痛，学会缓解疼痛的小方法

宫缩，就是有规则的子宫收缩，是主要的"生产力"。宫缩是临产的重要特征，从强度较弱且不规则逐渐变得强烈且有规律，持续时间延长，间隔时间缩短。在妊娠的最后几个月尤其是最后几周内，发生的宫缩就是不规则宫缩，胎动后只要把自己的手放在腹部就感觉腹部不时地变硬。这种宫缩无规律性，无周期性，也不会有疼痛感，贯穿于分娩全过程的始末，宫缩时，辅力是腹壁肌、膈肌和肛提肌收缩力，只出现于第二、第三产程之中，协同主力起作用。

到预产期，只有伴有疼痛的宫缩才是分娩的先兆。开始宫缩的疼痛有的产妇是在腹部，有的产妇感觉在腰部。此时准妈妈千万不要紧张，被阵痛吓住而慌了手脚。其实不强烈的宫缩可以没有感觉或者与来月经时的小腹疼痛一样。疼痛的强弱也因人而异。当宫缩引起轻微疼痛，一会儿过去了，渐渐疼痛有所加强，间隔缩短，疼痛时间延长，宫缩像浪潮一样涌来，阵阵疼痛向下腹扩散，或有腰酸、下腹排便感，这种宫缩才是为宝宝出生做准备。只要和医生合作，利用自己练习过的呼吸操配合宫缩，就能顺利度过分娩关。

1. 为防止宫缩提早出现，注意以下各项

①不要走太多的路程和搬重物。胎儿的体重对母体来说本身就是很大的负担，所以不要再走太多的路程增加这一负担。另外，持重物会导致腹部用力，很容易引起宫缩。

②疲倦时躺下休息，保持安静，对防止宫缩提早出现会很有效。

③不要积存压力。精神疲劳和身体疲劳一样会导致各种问题的发生，压力积攒后也容易出现腹部变硬的情况，最好能做到身心放松。

④防止着凉。空调使下肢和腰部过于寒冷，也容易引起宫缩。可以穿上袜子，盖上毯子，防止着凉。

2. 假性宫缩与真宫缩的区别

假性宫缩也叫迁延宫缩，是一种偶发的子宫收缩。其特点是出现的时间无规律，程度也时强时弱。分娩前数周，子宫肌肉较敏感，将会出现不规则的子宫收缩，持续的时间短，力量弱，或只限于子宫下部。经数小时后又停止，不能使子宫颈口张开，故并非临产。而临产的子宫收缩是有规则性的。初期间隔时间大约是10分钟1次，准妈妈感到腹部阵痛，随后阵痛的持续时间逐渐延长，至40~60秒。程度也随之加重，间隔时间缩短，3~5分钟。当子宫收缩出现腹痛时，可感到下腹部很硬。

3. 缓解宫缩疼痛

①平卧，闭目，以鼻深呼吸。

②以口深呼吸放松腹部。

③以鼻吸气后，屏气，然后以口长呼气。

4. 产妇宫缩痛的心理护理

（1）用心理疗法可以减轻宫缩痛

建立良好护患关系，给产妇以安全感和信赖感。由于我国实施计划生育，社会和家庭给产妇极大优待和照顾，这在某种程度上造成她们过分小心谨慎。大多数初产妇对生育缺乏了解而惧怕分娩，所以临产入院后，助产人员的一言一行都直接影响产妇的心理，这就要求助产士不仅要有过硬的专业技术水平，还要有良好的心理素质，态度要和蔼，操作要轻柔，观察产程要主动，解答问题要耐心。

（2）消除产妇焦虑、紧张、恐惧心理

焦虑、紧张、恐惧心理可使产妇对疼痛敏感增高，疼痛加剧，而且紧张在临床上是一种重要致病因素，产妇精神紧张，可通过中枢神经致使大脑皮质受抑制，使宫缩乏力，宫口不易扩张，致使产程延长。临床观察有50%的产妇有焦虑心理，75%产妇有紧张恐惧心理。所以在工作中要多做解释，将产程进展及胎儿情况告诉她们，同时介绍分娩常识。

（3）用转移注意力、按摩、深吸气法减轻产程产痛

对于在产程中耐受力强的产妇要给予鼓励；对于耐受力弱、疼痛高度敏感者要多关心，在宫缩过强过频时多与产妇交谈以分散其对疼痛的注意力；抚摸产妇腹部，按摩腰骶部，嘱咐阵痛时产妇深呼气；交代产妇及时排空膀胱，进高热量饮食，保持体力，使其精神振奋，情绪高涨，促进抗痛。

在产程中做好产妇心理护理。可使产妇在产程中做到心理适应，以转移注意力法、按摩法、深吸气法消除产妇紧张心理，提高对产痛的耐受

力。所以在减轻产妇宫缩痛的各环节中，心理护理十分重要，是目前减轻宫缩痛的一种较好的方法，值得产科工作者加以重视，也提醒准妈妈自己加以调整。

老公怎样帮助准妈妈渡过宫缩时的痛苦

1. 疼痛时的思想转移

每个待产妇都要经历宫缩。宫缩给人的感觉是不适的，所有的人都会感觉到疼。刚开始宫缩时，每次宫缩时间较短，且宫缩间隔较长。然后，宫缩时间会变得越来越长，间隔时间变得越来越短，疼痛也越来越剧烈。这种疼痛要持续很久。这时候，丈夫给妻子讲笑话什么的就起不到任何作用了，因为她完全笑不起来。所以，如果丈夫想了解准妈妈在疼痛时最想身边的人做什么，不妨问一下自己的妈妈及妻子的妈妈，她们的切身感受一定会让你有所启发。

2. 放松妻子的身体

妻子在宫缩时，腹部肌肉紧张是很正常的，此时，身体其他地方要尽量放松，这就需要丈夫来帮忙了。

时断时续的宫缩要持续 8～10 小时。在宫缩刚开始时，妻子还不需要入院，家里的环境可以让她感觉更好些。当她或坐或躺时，她的身体需要一些支撑，比如枕头、靠背。丈夫要确保妻子的肘、腿、下腰、脖子都有地方支撑，并检查她身体各部分是否完全放松。妻子可能无法顾及这些，甚至懒得说话，所以，丈夫要主动帮忙。等到了医院，丈夫也要随时关心妻子是否躺（坐）得舒服。

如果妻子因疼痛而感觉很紧张，丈夫可在一旁带她深呼吸，提示她一些保持轻松的要点。丈夫还可以为妻子按摩，以缓解她临产时的紧张与不适反应。所以，需要学会了解妻子身体各部分是处于紧张还是放松状态。

3. 练习按摩

可先由妻子给丈夫做按摩。丈夫接受过按摩后，才会知道怎样的按摩最舒服有效。接下来，丈夫就可以试着给妻子按摩，双方可互相交换关于按摩的意见，使丈夫的按摩技巧逐渐改善。如果痛到坐立不安，工作和生活受到影响，就需要去医院就诊。

158

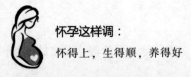

PART 6 胎教，与宝宝完美沟通

正确胎教不迷信

胎教，是为开发胎儿潜在能力而施行的胎儿教育。广义胎教指为了促进胎儿生理上和心理上的健康发育成长，同时确保孕产妇能够顺利地度过孕产期所采取的精神、饮食、环境、劳逸等各方面的保健措施。狭义胎教是指根据胎儿各感觉器官发育成长的实际情况，有针对性地，积极主动地给予适当合理的信息刺激，使胎儿建立起条件反射，进而促进其大脑机能、躯体运动机能、感觉机能及神经系统机能的成熟。胎教是准妈妈通过自我调控身心的健康与欢愉，为胎儿提供良好的生存环境，同时给生长到一定时期的胎儿以合适的刺激，通过这些刺激，促进胎儿生长的一种提前教导方式。

1. 胎教的目的

胎教的真谛在于激发胎儿内部的潜力。不少人认为胎教的目的是为了培育小天才，创造奇迹。这种误解会导致胎教走入歧途。胎教虽然能够有效地改善胎儿的素质，提高人口的质量，但绝无可能使胎儿出生后都成为小天才或智慧超常的儿童。儿童成为小天才的因素很多，除了胎教，还有遗传的因素、出生后继续教育和环境影响的因素及个人的兴趣、意志、品德等非智力因素。因此，胎教有利于胎儿在智慧、个性、感情、能力等方面的发育，有利于其出生后在人生道路上的发展，但是过度地夸大其效果就是迷信了。

159

2. 胎教计划该如何制定

（1）关键期1：怀孕前8周（脑细胞形成期）——小心小心再小心

据研究显示，胚胎最初的原生神经组织约在卵子受精后第18天，从中胚层与外胚层的交互作用中产生。一般认为，神经胚形成约是在卵子受精后的第19天，这时候通常也是妈妈发现受孕成功的阶段。在父母亲确定享受为人父母的喜悦时，胚胎的脑部组织也开始形成，这意味着"先天遗传"已经确定，而胎儿后续发展就要看父母亲如何给予"后天环境"地培养了。

从第19天起，胚胎的神经系统便快速地发展，直到第26天左右从底端开始产生闭合，向下延伸成为脊髓。换言之，胎儿的脑部发育，从卵子受精4星期后就已经开始形成，而从怀孕第8周开始，胎儿已经有了基本雏形，虽然距离完全成形还有点远，不过，这时要正式称作胎儿，而非"胚胎"了。

母体的激素分泌与营养状况都会影响到胎儿的成长，尤其是怀孕前3个月更是脑部细胞发展的重要阶段。这个阶段的胎儿虽然吸收的营养有限，不过仍需注重均衡。只要准妈妈不让自己有不正常的饮食习惯或让不好的习惯介入（例如，吸烟、喝酒、药物成瘾等），胎儿基本上都能达到正常的发育状况。

（2）关键期2：怀孕20周左右（脑细胞增殖期）——胎动之时多互动

胎教的关键时间大约在怀孕20周左右，此时胎儿的听觉、视觉等神经系统开始陆续发展，20周后，脑细胞的发育会变得越来越复杂，而这个时期也是胎动出现之始。医生说，即使很多实证医学上无法证实胎教的效用，不过胎儿会随着神经系统的发育与外界的刺激，在子宫内就开始进行学习的功课。这个时段正是妈妈与胎儿互动最有效的阶段，最适合给予胎儿良好的刺激，让他形成良好的神经回路，协助脑细胞逐渐朝向良性发展。

出现胎动时，可以用不同的胎教互动方式给予刺激，如白天可以听听悦耳的音乐、轻轻地抚触，晚上临休息前跟老公一起进行子宫内对话，跟胎儿做交流。如果想让肚子里的宝宝出生后也能熟悉爸爸的声音频率，爸爸可以多跟胎儿说话，告诉他"爸爸正要做什么"等。不过，记得要让胎儿也有休息的时间，不要时时刻刻都在逗他，这样也会造成胎儿的压力。因此胎教的方式应该以间歇性刺激较好。

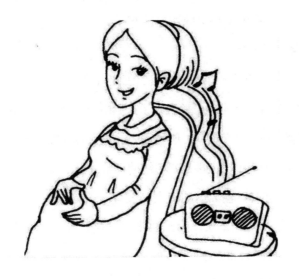

（3）关键期3：怀孕30周左右到出生后（脑成长活泼期）——母亲是最好的导师

胎儿的脑部基础发展在怀孕4个月左右就已全部成形，不过影响脑神经发展的神经元却不会停止作用，而会持续进行树状突触作用，直到出生后约3岁左右，甚至到青春期都可能持续发展。这些神经突触的刺激与发展，正是奠定胎儿日后许多能力，如视觉、听觉、触觉、味觉、嗅觉、前庭觉、运动觉等的关键因素。

适当的运动，如散步、走路等，可以适度刺激胎儿的前庭觉，如果前庭刺激不足，日后宝宝出生后，动作协调度会有所影响。至于有些体质不好，必须安胎的孕妈妈，则可以坐在安全度高的摇椅上来回晃动，同样也能达到刺激的效果。

胎教能养出稳健个性的孩子，应该从母亲怀孕期间开始，就让母亲和胎儿两方面进行交流。比如，可以有唱歌、说话等方式，积极营造良好的子宫内环境，这样可以让胎儿的激素下降，使他的害怕减少，降低日后叛逆行为的概率，培养出具有稳健性格的孩子。

3. 每月胎教重点

（1）孕1~2月重点：准妈妈用音乐放松心情

孕后6周，胎儿的听觉就开始发育了。但由于还处于最初的发育阶段，胎儿还听不到声音。所以，孕初期，听觉胎教的重点是准妈妈通过音乐来舒缓自己的情绪，因此，所有能安抚准妈妈情绪的音乐都可以作为听觉胎教音乐。

（2）孕3月重点：轻柔运动促大脑发育

味觉胎教：孕11~12周，胎儿的味觉发育完成，可以感受甜、酸等多种味道。所以，这时候准妈妈应该吃各种味道的食物，最好做到五味俱全，以利于胎儿味觉的发育。

触觉胎教：孕后8周胎儿皮肤的感觉开始出现，到12周左右其发达程度与成人相比也不逊色。此时，准妈妈可以进行轻柔的运动和舞蹈，使羊水轻轻晃动从而达到刺激胎儿触觉的目的。有人将皮肤称为人的"第二大

怀孕这样调：

怀得上，生得顺，养得好

脑"，对胎儿皮肤的刺激也能促进大脑的发育。

视觉胎教：孕后 4 周胎儿的视网膜开始形成，至 28 周时胎儿能感觉到光线的明暗。虽然胎儿在准妈妈的肚子里面不可能看到外界事物，但他可以通过妈妈的视觉间接感受外在世界。所以，准妈妈可以观赏展览会、画展，也可以到大自然中去观赏自然风光，这些都可以加强对胎儿的视觉刺激。

（3）孕 4 月重点：营养均衡宝宝健康

听觉胎教：孕 4 月的胎教规律最好和生物钟结合起来。从胎儿的生物钟来看，晚上 8 时许是其听觉神经最敏锐的时期，这时候进行听觉胎教最合适。当然，听觉胎教并不仅限于晚上 8 时进行。

味觉胎教：实验发现，如果给准妈妈注射葡萄糖，胎儿的心脏跳动频率会增加，这是因为胎儿能够通过血液感受到葡萄糖的味道。此时准妈妈应摄入品种繁多、营养丰富的食品，不应偏食。

（4）孕 5 月重点：触觉胎教感性认知更丰富

嗅觉胎教：胎儿喜欢新鲜的空气，因为其中负离子丰富，能促进多种神经传达物质的合成，有利于大脑的发育。这时期，胎盘相对稳固，准妈妈可以抽空就近旅游一次。

听觉胎教：这一时期，胎儿听觉更加发达。他们能区分出爸爸和妈妈的声音，还能听到妈妈的心跳声，如果听到令他们讨厌的声音甚至还会皱眉头。

触觉胎教：在孕后 18～20 周，第一次胎动出现了，当然此时胎动并不强烈。当准妈妈感觉到胎动时，用手轻轻地抚摸一下腹部，胎儿会做出收缩的反应。这时候，进行触觉胎教能使胎儿的感性认识更丰富。

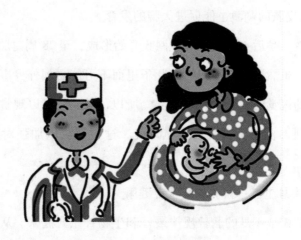

（5）孕6月重点：视听嗅觉全方位发展

听觉胎教：如果准妈妈经常愉快地和胎儿谈话、打招呼，胎儿也会心情愉快的。准妈妈应时常听听有助于心情平静的音乐。

视觉胎教：准妈妈可以简洁地向胎儿描述所看到的一切美好事物。腹中的胎儿虽然看不到外面的景色，但能通过妈妈感受到相关信息。

嗅觉胎教：孕20周，胎儿形成了向大脑传达味觉的器官。尽管胎儿闻不到外界的气味，但能闻到共同呼吸的准妈妈的味道。同时，如果准妈妈闻到令自己心情舒畅的气味，身体就会流动着健康的激素，这些激素能通过胎盘传达到胎儿的大脑，让胎儿感受到妈妈的好心情；如果准妈妈闻到不好的气味感到不快，胎儿同样能感受到妈妈的这种不快。

（6）孕7月重点：母婴交流情感升温

听觉胎教：胎儿能够认知节奏和旋律了，有时还会用胎动对声音做出回应。这时候如果准妈妈对孕妇学习班感兴趣的话，可以去参加了。孕妇学习班最大的优点不是讲课内容本身，而是准妈妈们间的交流。通过这些交流，可以有效地缓解准妈妈的不安。

怀孕这样调：

怀得上，生得顺，养得好

嗅觉胎教：闻到不好的气味时胎儿也会皱眉头。鲜花店的花香及面包房中飘出的诱人面包香，胎儿都感受得到。准妈妈食用美味的食物时，胎儿也能感知。

（7）孕8月重点：妈妈吃得香宝宝心情好

味觉胎教：孕后32周左右，胎儿能分辨出羊水的味道了。孕妈妈在进食时应尽量保持喜悦的心情。妈妈吃得香，胎儿才会心情愉快。

（8）孕9～10月重点：避免过强视觉刺激

视觉胎教：孕后37周，胎儿几乎能感知各种光线，并做出反应，他的眼睛也能够灵活地眨动了。尽管胎儿还不能准确区分外界事物的形态和颜色，但这些却可以通过妈妈腹壁的光线，作为大脑的视觉信息而被胎儿接受。尤其是妊娠末期，准妈妈腹壁变薄，时明时暗的光线会使胎儿的心跳加速。胎儿不喜欢过强的视觉刺激，在电影院内，明暗变化频繁的银幕及喧闹的声音都让胎儿很烦躁。同时为了让胎儿好好休息，家中的照明最好不要频繁地打开或关闭。

胎教方法多种多样

现代医学证实，胎儿确有接受教育的潜在功能，主要是通过中枢神经系统与感觉器官来实现的。孕26周左右胎儿的条件反射基本上已经形成。在此前后，科学地、适度地给予早期人为干预，可以使胎儿各感觉器官在众多的良性信号的刺激下，功能发育的更加完善，同时还能起到发掘胎儿心理潜能的积极作用，为出生后的早期教育奠定良好基础。因此，孕中期正是开展胎教的最佳时期，万万不可错过。

1. 心音

心跳声是宝宝最熟悉的声音，是宝宝形成之初就一直聆听的声音。实验发现，子宫中并不是寂静的，而是由心跳声、血流声、消化道的蠕动声及外界的电视声、汽车声等组成的嘈杂的声音环境，平均声音高达85分贝，最高能到95分贝。其中规律的心跳声是整个子宫环境的主导声音，是宝宝唯一熟悉的声音，也是宝宝唯一能够理解和接受的声音。以心音作为胎教教材有以下明显优势：

第一，声音音色熟悉，能够让宝宝产生安全感。

第二，声音来源于胎儿的生存环境，对宝宝最自然、最有效、最安全。

第三，节奏简单，重复性强，宝宝容易接受和理解，所以效果更明显。

2. 音乐

音乐主要是以音波刺激胎儿听觉器官的神经功能，来达到激发大脑的右脑突触迅速发育的目的。从孕12周起，便可有计划地实施。

胎教主要作用就是对宝宝大脑发育给以必要的激发，首选方法就是给胎宝宝听音乐，这是被世界公认的最有效的胎教方法。胎教和早教音乐主要是经典的古典音乐。不会选择的可以选择一些专家和专业机构筛选的胎教音乐合集。很多的早教专家都在反复强调音乐和绘画艺术品对宝宝右脑开发的重要作用。

对胎儿进行音乐和美学的培养可以通过心理作用和生理作用这两种途径来实现。心理作用方面：音乐能使准妈妈心旷神怡，浮想联翩，从而使其情绪达到最佳状态，并通过神经系统将这一信息传递给腹中的胎儿，使其深受感染。同时安静、悠闲的音乐节奏可以给胎儿创造一个平静的环

怀孕这样调：
怀得上，生得顺，养得好

境，使躁动不安的胎儿安静下来，使他朦胧地意识到世界是多么和谐，多么美好。在生理方面：悦耳怡人的音响效果能激起母亲自主神经系统的活动，由于自主神经系统控制着内分泌腺使其分泌出许多激素，这些激素经过血液循环进入胎盘，使胎盘的血液成分发生变化，有利于胎儿健康的化学成分增多，从而激发胎儿大脑及各系统的功能活动来感受母亲对他的刺激（教育）。

音乐胎教六忌：

一忌过度嘈杂或不当的音乐。不要给胎宝宝聆听过度嘈杂或不当的音乐，他/她不喜欢听到高振动频率的音波。

二忌音乐的节奏太快。太快的节奏会使胎儿紧张。

三忌音量太大。太大的音量会令胎儿不舒服。

四忌音乐的音域过高。因为胎儿的脑部发育尚未完整，其脑神经之间的分隔不完全；因此，过高的音域会造成神经之间的刺激串联，使胎儿无法负荷，造成脑神经的损伤。

五忌音乐当中有突然的巨响。这样会使胎儿受到惊吓。

六忌胎教音乐过长。5～10分钟的长度是较适合的，而且要让胎儿反复的聆听，才能造成适当的刺激。专家解释说，等到胎儿出生之后听到这些音乐就有熟悉的感觉，能够令初生婴儿有如待在母体内的安全感，对于安抚婴儿情绪有相当好的效果。

胎教音乐推荐：

（1）休息的时候，最安全有效的胎教音乐

柴可夫斯基的芭蕾舞曲《天鹅湖》；

维瓦尔第的《金翅雀协奏曲》；

克莱斯勒的《伦敦德里小调》《天使小夜曲》《罗曼史》《爱的悲伤》《十四行诗》《幻想曲》；

莫扎特的《小夜曲》；

托斯蒂的《小夜曲》；

古诺的《小夜曲》；

威尔第的《弄臣》中的《女人善变》《美女如云》；

海顿的《小夜曲》；

史特拉汶斯基的《普钦奈拉》中的《小夜曲》；

亨利·曼西尼的电影《蒂凡尼的早餐》中的插曲《月亮河》；

贝多芬的《悲怆奏鸣曲》第二乐章《如歌的行板》。

（2）胎动明显时，最安全有效的胎教音乐

德沃夏克的《诙谐曲》；

勃拉姆斯的《第五号匈牙利舞曲》《圆舞曲》；

肖邦的《第七号圆舞曲》；

约翰·施特劳斯的《春之声圆舞曲》；

贝多芬的第一交响曲中的《小步舞曲》；

莫扎特的《小步舞曲》；

阿尔贝尼斯的《探戈》。

（3）用餐时，最安全有效的胎教音乐

柴可夫斯基的《胡桃夹子》中的《花的圆舞曲》；

亨德尔的《弥赛亚》中的《哈里路亚》；

巴赫的《d小调管风琴托卡塔与赋格曲》《法国组曲》的第六首《波兰舞曲》《管弦乐组曲》；

怀孕这样调：

怀得上，生得顺，养得好

德沃夏克的《斯拉夫舞曲》；

肖邦的《军队波兰舞曲》《离别曲》《雨点前奏曲》《即兴幻想曲》；

莫扎特的《一首小夜曲》中的第四乐章《回旋曲》。

（4）睡觉时，最安全有效的胎教音乐

舒伯特的《摇篮曲》《圣母颂》《野玫瑰》；

勃拉姆斯的《摇篮曲》；

贝多芬的《致爱丽丝》《月光奏鸣曲》；

戈达尔的《约瑟兰的摇篮曲》；

克莱斯勒的《摇篮曲》；

德彪西的《月光》；

夏农的《爱尔兰摇篮曲》；

格什温的《夏日时光》。

3. 光照

人类获取的信息中有 80% 是通过视觉获得的，视觉作为第一大感觉，对于人类智力的影响有着十分重要的作用，以视觉为途径的光照胎教对于宝宝的大脑开发有着不可替代的作用。

树突是神经细胞突触的一种，它的多少直接和人的智力相关，智力低下的患者大脑神经细胞无论在树突数量上或是饱满程度上，都明显低于普通人。研究证实，神经细胞的树突对各种刺激的改变十分敏感。如果把幼小白鼠关闭在黑暗环境中或者使幼小白鼠失明，以此切断外界"光刺激"到大脑皮质的感觉通路，则小白鼠树突的数目比正常光刺激下的对照组明显减少，相反，如果幼小白鼠不是放在黑暗环境中，而是对其增加"光刺激"持续照明，则可增加大脑神经细胞的树突的数量。因此，光照胎教对于宝宝智力的开发非常重要。

对于宝宝来说，最佳的胎教光照是波长在 570~622 纳米的橙黄色光。这种光线有着其他光线所不具备的诸多优势：

①黄光为视觉最敏感光，在光强相同的情况下眼睛对 570 纳米波长的黄光的敏感程度是红光或蓝光的 20 倍。

②黄光具有良好的穿透性，其穿透性为红光的 5 倍，比较容易穿透准妈妈的腹腔壁。绿光、蓝光、紫光虽然比黄光穿透性更强，但是其波长短，光色较暗。

③黄光为暖色调光，对胎儿心理发展有益，容易使胎儿产生愉悦感。蓝光、绿光、紫光不但光色较暗，而且为冷色光，对胎儿心理发展不利。

④黄光光色柔和，不宜产生视觉疲劳。胎儿视神经稚嫩，红光、白光亮度大，光色刺眼，容易对胎儿视神经产生伤害。由于黄光的散射，可以使光束前方散布成一大片橙黄色的光晕，准妈妈腹腔壁及胎盘散布大量红色毛细血管网，在经过准妈妈腹腔壁和胎盘散射后形成一大片橙红色光晕，对胎儿来说既能做到有效刺激，又不会发生危险。

4. 语言

准妈妈或家人用文明、礼貌、富有感情的语言，有目的地对子宫中的胎儿讲话，给胎儿期的大脑新皮质输入最初的语言印记，为后天的学习打下基础，称为语言胎教。在受孕后的第 20 天左右，胚胎大脑原基因形成；妊娠第 2 个月时，大脑沟回的轮廓已经很明显；到了妊娠第 3 个月，脑细胞的发育进入了第一个高峰时期；妊娠第 4~5 个月时，胎儿的脑细胞仍处于迅速发育的高峰阶段，并且偶尔出现记忆痕迹；从妊娠第 6 个月起，胎儿大脑表面开始出现沟回，大脑皮质的层次结构也已经基本定型；第 7 个月的胎儿大脑中主持知觉和运动的神经已经比较发达，开始具有思维和记忆的能力；第 8 个月时，胎儿的大脑皮质更为发达，大脑表面的主要沟回已经完全形成，一步一步形成了"人脑"。人脑从内侧往外分古皮质、旧皮质、新皮质 3 大部分。古皮质起着爬虫类脑的作用，旧皮质起着哺乳类脑的作用。唯有人类有别于其他动物的新皮质特别发达。新皮质是用来学习知识和进行精神活动的。如果先天不给胎儿的大脑输入优良的信息，尽管性能再好，也只会是一部没有储存软件的电脑，胎儿会感到空虚。据医学研究证实，父母经常与胎儿对话，能促进其出生以后在语言及智力方面的良好发育。

5. 抚摩

婴幼儿天生喜欢爱抚。胎儿受到母亲双手轻轻地抚摩之后，也会引起一定的条件反射，从而激发胎儿活动的积极性，形成良好的触觉刺激，通过反射性躯体蠕动，以促进大脑功能的协调发育。准妈妈每晚睡觉前先排空膀胱，平卧床上，放松腹部，用双手由上至下，从右向左，轻轻地抚摩胎儿，就像在抚摩出生后的婴儿那样，每次持续 5~10 分钟。但应注意手活动要轻柔，切忌粗暴。这种准妈妈本人或者丈夫用手在准妈妈的腹壁轻轻地抚摩胎儿，引起胎儿触觉上的刺激，以促进胎儿感觉神经及大脑的发育的方法，称为抚摩胎教。

研究表明，胎儿体表绝大部分表层细胞已具有接受信息的初步能力，并且通过触觉神经来感受母体外的刺激，而且反应渐渐灵敏。法国心理学家贝尔纳·蒂斯认为："父母都可以通过抚摩的动作配合声音，与子宫中的胎儿沟通信息。这样做可以使胎儿有一种安全感，使孩子感到舒服和愉快。"

抚摩胎教可以安排在妊娠 20 周后,每晚临睡前进行,具体时间由父母的工作性质及作息情况而定,最好定时,并注意胎儿的反应类型和反应速度。如果胎儿对抚摩的刺激不高兴,就会用力挣脱或者蹬腿来反应。这时,父母应该停止抚摩。如果胎儿受到抚摩后,过了一会,才以轻轻地蠕动做出反应,这种情况下可以继续抚摩。抚摩从胎头部位开始,然后沿背部到臀部至肢体,轻柔有序。抚摩时间不宜过长,以 5~10 分钟为宜。抚摩可以与数胎动结合进行,并且将情况记录在胎教日记中。

6. 运动

运动胎教是指导准妈妈进行适宜的体育锻炼,促进胎儿大脑及肌肉的健康发育,有利于母亲正常妊娠及顺利分娩的一种方法。早晨散步是最适宜准妈妈的运动。早晨在林间散步,林间空气清新,可改善和调节大脑皮层及中枢神经系统的功能,又能增加抵抗力,有防病保健之功效,更有利于胎儿的发育。

(1)姿势

缩臀、肩微向后,两臂放松、抬头、收下巴,要经常保持良好的姿势,可以避免腰酸背痛。

(2)减轻疲劳

预防腰酸背痛的运动方法。平躺、膝盖弯曲,双脚底平贴地面,同时下腹肌肉收缩使臀部稍微抬离地板,然后再放下,运动同时配合呼吸控制,先自鼻孔吸入一口气,然后自口中慢慢吐气,吐气时将背部压向地面至收缩腹部,放松背部及腹部时再吸气,吐气后会觉得背部比以前平坦。

怀孕这样调:

怀得上,生得顺,养得好

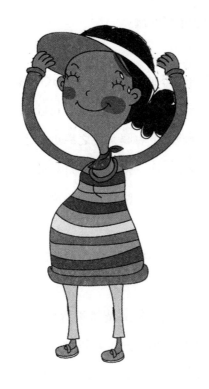

（3）伸张动作

有助于增强骨盆底部肌肉的韧性及伸展大腿的肌肉。坐在地板上，两足在脚踝处交叉轻轻地把两膝推向下，或两足底相对合在一起，且向下轻压两膝。次数以每天 2 次，每次 20 遍为宜。

（4）平躺

两手置身旁两侧作一个"廓清式呼吸"（即深吸一口气，大力吐一口气），慢慢抬起右腿，脚尖向前伸直，同时慢慢自鼻孔吸入一口气，注意两膝要打直。然后脚掌向上屈曲，右腿慢慢放回地上同时自口呼出一口气。接着左腿以同样动作重复一次。注意吸气和呼气。要与腿的抬高及放下配合进行，当抬腿时两脚尖尽量向前伸直，腿放下时脚掌向上屈曲，膝盖要保持挺直，每脚各重复 5 次。

（5）平躺

手臂和身体成直角向外伸开，作"廓清式呼吸"。慢慢抬起右腿，脚尖向前伸直，同时自鼻孔吸入一口气，再自口吐气时，脚掌向上屈曲，右腿向右侧外方伸展，慢慢放下右腿，使之靠近右手臂位置。脚尖再度向前伸直，自鼻孔吸气并抬高右腿，接着一面自口吐气，一面将右腿放回最初位置的地板上。左腿重复 1 次，注意没有抬高的一腿要保持平贴地面。每一脚各重复 3 次。

需要注意的是，运动胎教要注意时间不要过长，动作不要猛烈。

7. 情绪

情绪胎教，是通过对准妈妈的情绪进行调节，使之忘掉烦恼和忧虑，创造清新的氛围及和谐的心境，通过妈妈的神经递质作用，促使胎儿的大脑得以良好发育的一种方法。我国传统医学经典《黄帝内经》中率先提出准妈妈"七情"，即喜、怒、忧、思、悲、恐、惊过激会致"胎病"理论。现代医学研究也表明，情绪与全身各器官功能的变化直接相关。不良的情绪会扰乱神经系统，导致准妈妈内分泌紊乱，进而影响胚胎及胎儿的正常发育，甚至造成胎儿畸形。反之，良好的道德修养则能促进胎儿的正常发育。

8. 美育

美育胎教是指根据胎宝宝意识的存在，通过孕妈妈对美的事物的感受而将美的意识传递给胎宝宝的一种胎教方法。人们通过看、听、体会享受着世界上各种各样的美，而胎宝宝无法看到、听到、体会到这一切，所以孕妈妈要通过自己的感受，将美的事物经神经传导输送给胎宝宝。美育胎教也是胎教学的一个组成部分，它包括自然美育、感受美育等方面。美育胎教运用审美心理学的知识，强调胎教中孕妈妈的审美感知、审美情感、审美想象、审美理解，从而达到优化和加强胎宝宝心理素质的目的，为提高胎宝宝出生后对美的感知能力奠定基础。

9. 微笑

腹中的胎儿虽然看不见母亲的表情，却能感受到母亲的喜怒哀乐。人的情绪变化与内分泌有关，在情绪紧张或应激状态下，体内一种叫乙酰胆碱的化学物质释放增加，促使肾上腺皮质激素的分泌增多。在准妈妈体内这种激素随着母体血液经胎盘进入胎儿体内，而肾上腺皮质激素对胚胎有明显破坏作用，影响某些组织的联合。特别是前 3 个月，正是胎儿各器官形成的重要时期，如准妈妈长期情绪波动，就可能造成胎儿畸形。

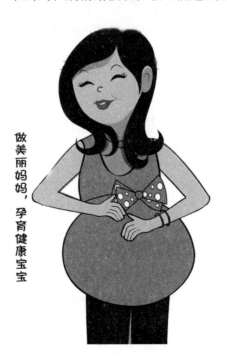

做美丽妈妈，孕育健康宝宝

10. 营养

音乐胎教、语言胎教、运动胎教……凡此种种，在优生中的价值而言，都赶不上营养胎教。

营养胎教至少包含两个方面：一方面是根据孕期的特点与胎儿发育的进程，合理安排蛋白质、脂肪、糖类、矿物质、维生素、水六大营养素，以保证母胎双方对营养的需求。道理很简单，胎儿的健康与智力虽与遗传有一定关联，但遗传的影响力绝对赶不上营养。研究资料显示，如果孕妈妈营养不当，将使删除的脑细胞增生减慢，甚至停止分化，形成的脑细胞数量仅约正常的80%，出生后的智商无疑会大打折扣。另一方面，胎儿出生后的生活与饮食习惯往往带有浓浓的母亲的影子。有些婴儿之所以没有胃口，不喜欢吃东西，常吐奶，消化吸收不良或明显偏食，追本溯源，母亲孕期往往也是这个样子，如食欲不好、偏食或是吃饭的过程紧张匆忙、常被外界干扰打断、常常有一餐没一餐的……这都表明母亲孕期的口味能影响胎儿的口味，因为胎儿是有味觉的，怀孕母亲爱吃什么，婴儿生下来就会对那些食物有特殊偏好。这就是营养胎教的又一个内容，即通过调整孕妈妈的饮食方式，潜移默化地影响胎儿，形成良好的饮食结构模式，以减少出生后的喂养困难。

由此可见，营养胎教不等于以往单纯的营养补给，局限于母胎双方吃好、长好就行了，而是涉及食物的选择与组合、进食模式与习惯的更新等方方面面，展示出整个家庭累积的饮食科学与文明的程度，将优生的概念从胎儿期延伸到婴儿期、幼儿期乃至更长的时期，建立起孩子后天的绿色食物源及健康食物结构的雏形，其积极影响将惠及孩子一生。

怀孕这样调：
怀得上，生得顺，养得好

胎教，父母和宝宝一起成长

胎教的效果有以下几个方面。

1. 生理方面

胎教过的宝宝不爱哭。虽然宝宝在饥饿、尿湿和身体不适时也会啼哭，但得到满足之后啼哭便会停止。

胎教过的宝宝容易养成规律的作息。受过胎教的宝宝感音能力较好，每当听到妈妈的脚步声、说话声时就会停止啼哭。这样的宝宝比较容易养成正常的生活规律。比如在睡前播放胎教音乐或妈妈哼唱一段催眠曲，宝宝就能很快入睡，满月后就能养成白天醒、晚上睡的好习惯。

胎教过的宝宝能够较早地与人交往，学习语言的能力也更强。胎教的宝宝能够较早地学会发音。受过胎教的宝宝 2 个月时会发几个元音，4 个月会发几个辅音，5~6 个月发出的声音便能表达一定的意思。

2. 心理方面

胎教除了应关注胎儿的身体健康、大脑发育，更应把注意力投向胎儿的性格形成。然而现代人却有一种认识上的误区，他们认为性格的形成完全是后天环境决定的。

当然，后天环境是非常重要的。一名叫斯蒂芬的美国学者对此曾进行过一次实验，他最终得出的结论是：天生的羞涩完全可以矫正过来。他的实验对象是猴子，他把一只极容易害羞的幼猴交给了一只经验丰富的母猴，结果这只幼猴明显地克服了羞涩的特点。后来，这只幼猴长大后还成

177

了这队猴群的首领。之所以有那么多人认为后天环境对性格造成的影响很大，完全是因为它带来的可视性效果，而且这个效果是完全可以测定的。

但有些孩子之所以会羞于面对陌生的事物，是因为他们收到了大脑传来的"无条件躲避陌生事物"的信息，并在行动中表现出来。那么，对这条信息的条件反射是从什么时候开始形成的呢？它并不是从出生以后开始形成的，而是从胎儿时期就开始形成。因此，胎儿时形成的记忆在出生后也会表现为婴儿的性格行为。

每个人都或多或少地具有性格上的缺点。虽然无法告诉别人，但所有父母都会希望自己的某些缺点不要被孩子继承。要想解决这个问题，那就应该认真地进行有针对性的胎教。

178

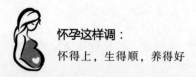

第三章

养得好，母婴健康都重要

Huaiyunzheyangtiao

PART 1 产后妈妈，注意饮食调养

月子餐，阶段不同侧重点也不同

中国从汉代开始就有坐月子的习惯，但是千年传承下来的很多习惯并不是完全正确的，体现在月子餐上即为生完孩子每顿饭都要大鱼大肉，以此来补充生产所耗损的营养。据现代研究表明，产妇刚生完孩子身体是很虚的，不能一味进补，要分阶段，分个体情况，一边调理一边进补。所以，现代的月子餐针对产妇的不同阶段来满足产妇的不同需求，更加科学化和多元化。

1. 第一阶段（产后 1 ~ 4 天）

排净恶露、化瘀消肿、愈合伤口。此时所吃的各种食材，应该能够辅助身体排净各种代谢废物及瘀血等，以此促进分娩过程中造成的各种撕裂、损伤和术后刀口的愈合。如素汤、米粥、牛奶、橙子、柚子、猕猴桃、蔬菜炒肉末等。

2. 第二阶段（产后 4 ~ 8 天）

化瘀消肿、催生乳汁。此时所吃的食材应该能够辅助消除身体损伤和刀口部位组织的肿胀现象，促进乳道通畅，乳汁分泌。如虾仁馄饨汤、花生大米粥、鲜鲤鱼粥、乌鸡白凤尾菇汤等。

3. 第三阶段（产后 8 ~ 12 天）

修复组织、调理脏器、增加乳汁量。此时所吃的食材应该能够辅助修复怀孕期间承受巨大压力的各个组织器官，促进子宫收缩，恢复子宫的正

180

怀孕这样调：
怀得上，生得顺，养得好

常机能。如红糖水、山楂、鸡汤、小米粥、马齿苋、薏米等。

4. 第四阶段（产后 12～16 天）

增加乳汁量，促进体能。此时所吃的食材应该能够增加产妇乳汁的产量和质量，增强产妇的脏器体能恢复，促进身体相关体能的恢复等。如面粉、鲜玉米、苹果、蜂蜜、豆类、肉类、蛋类、鱼类等。

5. 第五阶段（产后 16～20 天）

增强体质、养血补气。此时所吃的食材应该能够辅助调整人体内微环境，增强体质，促进脏器尽快恢复到健康状态。如牛奶粥、菠菜粥、大枣粥等。

6. 第六阶段（产后 20～24 天）

滋补元气、养精补血。此时所吃的食材应该能够调整体内环境，增强抵抗力，使机体恢复健康体能，增加细胞活性。如豆浆冰糖粥、芝麻粥、枸杞粥等。

7. 第七阶段（产后 24～28 天）

理气补血、健体修身。此时所吃的食材应该能够进一步辅助调整产后的健康状况，净化机体，增强免疫力。如板栗、山药、土豆、香菇、鲫鱼、鸽子肉、南瓜等。

8. 第八阶段（产后 28～32 天）

修身健体、美容养颜。此时所吃的食材应该能够调理产后的身体状态、面部光泽等，能够增加机体自我修复能力，恢复肌肉弹性。如生菜、油麦菜、芦笋、西葫芦、三文鱼、草莓等。

总而言之，月子餐没有想象中那么单调和严格，关键还是要根据个体差异、南北口味、地域环境等，做到平衡膳食、合理营养。

分周期进食

1. 第一阶段（排泄期）

产后第1周，产妇以排除腹内的废血（恶露）、废水、废气及废物为主。应拒绝油腻，口味要清淡。妈妈刚分娩后一般感觉身体虚弱，胃口比较差，所以产后24小时，顺产的宜吃小米粥、煮烂的菜肉面、鸡蛋羹等温软易消化的食物，然后再正常饮食。剖腹产的妈妈24小时内宜吃米汤，利于通气，放屁后可吃米粥、菜粥等，忌喝牛奶、豆浆等胀气饮品。第3天可正常饮食，红糖水鸡蛋、小米粥是比较好的食品，口味清淡、营养均衡。

2. 第二阶段（收缩期）

产后第2周，是收缩内脏周，主要是收缩子宫、骨盆腔。麻油猪腰是促进新陈代谢，收缩骨盆和子宫的好食物，可经常食用。本周，妈妈分娩时的伤口已基本复原，经过1周的调理，胃口也大有好转，这时需要多吃补血食物，红色蔬菜、动物内脏等都是完美的维生素补剂和补血剂，如麻油炒猪心、大枣猪蹄花生汤等（肝有回奶的作用，不要吃），加入少许枸杞、山药、茯苓等也是不错的补血和补维生素的食物。

3. 第三阶段（恢复期）

产后半个月，这时候该排的已经排完，可以开始适当的滋补了，这个阶段是催乳的好时机，一定要多补充些汤料，宝宝长到半个月后，胃容量也增长了不少，新妈妈的产奶节律开始日益与宝宝的需要合拍，多吃些催乳的汤品可保证充足的供给，比如木瓜鲫鱼汤、黄豆猪手汤、排骨汤、鸡汤等都是公认的很有效的催乳汤，如加入通草、黄芪等中药效果更佳。新

怀孕这样调：
怀得上，生得顺，养得好

妈妈还应养成每日喝牛奶的好习惯，多吃蔬菜、水果，既能让自己的奶量充足又能修复元气，营养均衡不发胖。

台湾母亲推荐的月子餐

1. 第一阶段（第1周）

以养血、补血、化瘀、祛恶露、排毒、利水为主，恢复子宫正常功能。

（1）食材

赤小豆：有健脾利湿、散血解毒及利尿强心的功效。

大枣：具有解毒、中和排毒的作用。

紫米：性温、味甘，可帮助产妇增强肠道蠕动。

（2）汤

生化汤（服用3～5天）、姜红茶（姜、大枣、枸杞煮水喝）、猪肝汤、红小豆汤、丝瓜蛋汤、虾皮小白菜汤、香菇大枣汤、油菜香菇汤。

（3）粥

猪肝粥、鸡蛋小米粥、紫米大枣粥、醪糟鸡蛋、木耳大枣粥、红豆花生大枣粥、山药红豆粥、猪肝鸡蛋粥、猪肝笋尖粥、蔬菜粥。

2. 第二阶段（第2周）

补肾、壮腰、健脾、收缩骨盆腔及子宫，促进泌乳分泌为主。

（1）食材

猪腰：具有强化肾脏、促进体内代谢、壮腰的作用，而且有助于治疗腰酸背痛。

红色菜：含丰富铁质，具有补血作用，产妇可多食用。

杜仲：壮腰、健脾、补肾。

薏米：健脾脏。

（2）汤

猪脚黄豆汤、金针菇猪蹄煲、鲫鱼黄芪生姜汤、鲈鱼汤（可补伤口，剖宫产可食用）、薏米莲子鲫鱼汤、黄豆排骨汤、萝卜羊肉汤、红菇乌鱼汤（润脾补肾）、草鱼冬瓜汤、时令蔬菜汤、泥鳅豆腐汤（催乳）。

（3）粥

各种米粥（小米、大米、薏米、紫米）、栗子猪腰粥、薏米党参粥（薏米提前浸泡3小时，党参提前切片）、当归乌鸡粥、豆苗猪肾粥、草菇鱼片粥、桃仁大枣粥、木瓜粥、菠萝粥（安神）。

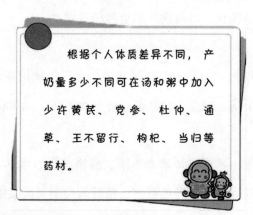

根据个人体质差异不同，产奶量多少不同可在汤和粥中加入少许黄芪、党参、杜仲、通草、王不留行、枸杞、当归等药材。

3. 第三、第四阶段（第3、第4周）

以理气补血为主，是由小补到大补的过程，以此来巩固营养、改善体质。

（1）食材

肉、禽、蛋类、各种滋补汤均可食用，是产后恢复体力的较佳食品。海产品含矿物质丰富，胆固醇低，容易消化，结合中药调理，可使气血双

怀孕这样调：
怀得上，生得顺，养得好

亏、体虚、面黄、奶少等症状得以改善。

（2）汤

乌鸡当归党参汤、香菇鸽子汤、当归墨鱼汤、公鸡汤、大枣牛肉汤、海鲜羊排煲、甲鱼汤、羊肚汤、枸杞海参汤、胡萝卜鱼肚汤、黑鱼汤、海带排骨汤、冰糖燕窝。

（3）粥

各种米粥、时令蔬菜粥、燕窝鸡粥、海参粥、芝麻牛骨髓粥、当归乌鸡粥、鸡肉粥、八宝粥、火腿粥、红薯粥。

月子饮食，总原则不可不知

对于刚刚生产完的女性来说，生产过程中所消耗的大量能量令她们虚弱不堪，需要好好地静养，也需要在饮食上好好地调理，如果在月子里调整不当的话，日后可能对女性的身体健康造成影响，也不利于孩子的健康成长，所以需要多加注意。

女性坐月子饮食的 7 个原则。

1. 适当补充体内的水分

新妈妈在产程中及产后都会大量地排汗，再加上要给新生的小宝宝哺乳，而乳汁中 88% 的成分都是水，因此，新妈妈要大量地补充水分，喝汤是个既补充营养又补充水分的好办法。

2. 以流食或半流食开始

新妈妈产后处于比较虚弱的状态，胃肠道功能难免会受到影响。尤其是进行剖宫产的新妈妈，麻醉过后，胃肠道的蠕动需要慢慢地恢复。因此，产后的头一个星期，最好以好消化、好吸收的流食和半流食为主，例如稀粥、蛋羹、米粉、汤面及各种汤等。

3. 清淡适宜，易消化

月子里的饮食应清淡适宜。无论是各种汤或是其他食物，都要尽量清淡，循序渐进。切忌大鱼大肉，盲目进补。盐少放为宜，但并不是不放或过少。同时食物中加用少量葱、姜、蒜或花椒粉等性偏温的调味料则有利于血行，有利于瘀血排出体外。

4. 少食多餐

孕期时胀大的子宫对其他的器官都造成了压迫，产后的胃肠功能还没有恢复正常，所以要少食多餐，可以一天吃 5 ~ 6 次。采用少食多餐的原则，既保证营养，又不增加胃肠负担，让身体慢慢恢复。

5. 荤素搭配，营养丰富

多吃含钙、铁的食物，新鲜的肉类、鱼类、海藻类、蔬菜和水果，哪样也不能少。

从营养角度来看，不同食物所含的营养成分种类及数量不同，而人体所需的营养则是多方面的，过于偏食会导致某些营养素缺乏。一般人提倡月子里大吃鸡、鱼、蛋，忽视其他食物的摄入。某些素食除含有肉食类食物不具有或少有的营养素外，还含有纤维素，能促进消化，防止便秘。因此，荤素搭配，营养才丰富。

6. 不宜食用生、冷、硬的食物

产后宜温不宜凉，温能促进血液循环，寒则凝固血液。在月子里身体康复的过程中，有许多浊液（恶露）需要排出体外，产伤也有瘀血停留，生冷的食物会使身体的血液循环不畅，影响恶露的排出。还会使胃肠功能失调，出现腹泻等。可以把一些从冰箱中取出的瓜果，先放在温水中，待水果温热后切片食用。

7. 切忌盲目进补

盲目地进食补药和补品，如人参等，有时不但不能帮助身体恢复，还有可能使新妈妈出现便秘、牙龈出血、口臭等不良症状。进补要考虑新妈妈的身体状况、季节的差异性及环境的变化等因素。

月子期补充正能量的 7 种食物

1. 鲫鱼

这是最传统不过的月子菜了，鲫鱼汤一直被视为催奶圣品。传统认为，鲫鱼汤要熬得白，因此将鲫鱼肉炖得口感很差。其实，鲫鱼本身的营养价值很高，应该少炖些时候，让鱼肉保持鲜美，让妈妈把鱼肉也吃光。

2. 黄雌鸡

能消渴、补水气，对小便频数、泄泻痢疾有治疗作用。治五脏虚损、肢体乏力，且能填精补髓。治疗产后体虚效果非常好。

3. 红糖

红糖富含铁质，而且利尿，适当饮用红糖水对月子妈妈很有帮助，可以促进恶露排出、防治尿失禁。红糖属于温补的食品，吃得过多会加速出汗，使妈妈身体更虚弱。饮糖水后不漱口，还会损害妈妈的牙齿。因此，应适量食用。

4. 猪手

猪手+通草+花生是催奶的好汤，花生能保持乳腺畅通、养血止血，可治疗贫血、出血症，具有滋养的作用。猪手富含胶原蛋白，可以帮助新妈妈保持胸部曲线，很适合产后妈妈食用。

5. 鸽子

鸽子汤对剖腹产妈妈非常有益，可以收敛伤口。墨鱼汤虽然也有同样的作用，但是会让乳汁分泌减少，喝鸽子汤就没有这种后顾之忧，鸽子汤还有提升免疫力的功效。

6. 鸡蛋

蛋白质、氨基酸、矿物质含量高，消化吸收率高。吃的形式有煮鸡蛋、蛋花汤、蒸蛋羹或打在面汤里等。传统认为，产妇坐月子时每天至少要吃十个八个鸡蛋，其实两三个鸡蛋已经完全可以满足营养需求，吃得太多人体也无法吸收，反而不好。

7. 小米粥

富含 B 族维生素、膳食纤维和铁。可单煮小米或将其与大米合煮，有很好的补养效果。但不要完全依赖小米粥，因小米所含的营养毕竟不是很全面。

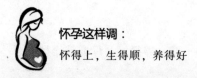

怀孕这样调：
怀得上，生得顺，养得好

PART 2 月子护理常识，一定要知晓

顺产与剖宫产，养护有区别

顺产是一种产力、产道和胎儿三个因素均正常且能互相适应，胎儿经过阴道自然分娩的方式。在分娩时，顺产的好处是非常多的，比如腹部不会出现刀口，是爱美的女性非常喜欢的一点；胎儿在产道内受到触、味、痛觉及本位感的锻炼，可以促进大脑及前庭功能发育，对今后运动及性格均有好处；分娩时腹部的阵痛使产妇的垂体分泌一种叫催产素的激素，这种激素不但能促进产程的进展，还能促进母亲产后乳汁的分泌，由于顺产恢复快，也容易早下奶等。

不过，如果在产妇腹中的胎儿存在危机情况，为了通过中止妊娠、改善母体的不良健康状况或挽救孕妇生命，试产后无法自然分娩的难产等情况下，是必须实行剖宫产的。

剖宫产也称剖腹产，是外科手术的一种。手术切开产妇的腹部及子宫，用以分娩出婴儿，是产科领域中的重要手术。尽管在早前，剖宫产的产褥感染率是顺产的 10~20 倍，死亡率是顺产的 5 倍，但是随着麻醉学、输血、输液、水电平衡知识及手术方式、手术缝合材料的改进和控制感染等措施的进步，剖宫产已经成为能够解决难产和某些产科并发症，挽救产妇和围产儿生命的有效手段。因此，世界卫生组织建议，在不得不进行剖

189

第三章 养得好，母婴健康都重要

宫产的时候，可以实施剖宫产，不过剖宫产不应超过分娩的15%，以5%~10%为佳。

1. 顺产养护

一般顺产需要护理的时间是1个月左右，具体来说应该是42天，因为在这42天内，女性朋友的身体处于最虚弱的时期，要注意卧床休息，养好身体，通过食疗来增强体质，通过婴儿吸吮母亲的乳头来促进子宫收缩，帮助母亲子宫恢复。

具体来说，顺产伤口清洁与护理的注意事项如下。

（1）清洁

顺产产妇或者有侧切伤口、撕裂伤口的产妇，都需要进行缝合。在医院里有护士每天两次用高锰酸钾进行冲洗。产妇生产完之后也要经常清洗伤口。必须要注意的是，最好用温开水冲洗伤口。很多女性朋友接取自来水兑上热水再对外阴进行冲洗，这种做法是不正确的，自来水里隐藏着大量的细菌，如果用自来水来清洗伤口，很容易造成二次感染。要对自来水煮沸消毒之后再使用。

（2）护理

顺产的产妇在月子期间尽量要躺着喂奶，躺着喂奶不但比较舒服，而且也不会造成顺产伤口的撕裂。在月子期间，产妇一定要穿宽松的衣物，不要因为想尽快恢复体形，穿上塑身的衣物，这样对产妇的身体恢复很不利，尤其是塑身的衣物不通风，不利于保持外阴的干燥，不利于伤口的恢复。不要过早下地，如果过早下地，在后期会出现足后跟疼痛等症状，这也是很多老年女性出现足后跟痛的根源。

怀孕这样调：

怀得上，生得顺，养得好

2. 剖宫产养护

（1）术后养护

躺着的姿势：术后回到病房的妈妈需要将头偏向一侧、去枕平卧。

腹部放置沙袋：有时护士会在产妇的腹部放置一个沙袋，这样做是为了减少腹部伤口的渗血。

及时哺乳：宝宝饿了，护士会把宝宝抱给妈妈，妈妈一定要将这最珍贵的初乳喂给宝宝。宝宝的吸吮还可以促进子宫收缩，减少子宫出血，使伤口尽快复原。

禁食：在术后 6 小时内应当禁食。这是因为手术容易使肠子受刺激而使肠道功能受到抑制，肠蠕动减慢，肠腔内有积气，因此，术后会有腹胀感。

（2）产后第 1 天（6 小时以后）

躺着的姿势：产妇产后平卧 6 小时以后就可以枕枕头了，这时最好采用侧卧位，可以将被子或毯子垫在背后，使身体和床的角度成 20°～30°，这样可以减轻身体移动时对伤口的震动和牵拉痛，会觉得舒服一些。

止痛的办法：麻药劲过了以后，大多数产妇会感觉腹部伤口疼痛，这时可以请医生开些处方药，或者可以使用镇痛泵来缓解痛苦。

尽快进食：剖腹产 6 小时后可以饮用一些排气类的汤，如萝卜汤等，以增强肠蠕动，促进排气，减少肚胀，同时也可以补充体内的水分。但是，一些容易发酵产气多的食物，如糖类、黄豆、豆浆、淀粉类食物，应该少吃或不吃，以防腹胀更加严重。

尽早活动：此时特别需要注意保暖及各种管道的畅通情况；勤换卫生巾，保持清洁；腹部的沙袋需放置 8 小时；12 小时后，产妇在家人或护士的帮助下可以改变体位，翻翻身、动动腿。术后知觉恢复后，就应该进行肢体活动，24 小时后应该练习翻身、坐起，并下床慢慢活动，条件允许还应该下地走一走，运动能够促进血液循环，使伤口愈合更加迅速，并能增强胃肠蠕动，尽早排气，还可预防肠粘连及血栓形成而引起其他部位的栓塞。

（3）产后第 1 个星期

大量饮水：产后的 3 ~ 5 天内，产妇的身体还是很虚弱。伤口仍然疼痛，还会有便秘和肿胀的感觉，这是麻醉所引起的，因此大量饮水是非常必要的。最好饮用热茶或不低于室内温度的水，这些都能促进肠道蠕动。

及时排便：剖腹产后，由于疼痛致使腹部不敢用力，大小便不能及时排泄，容易造成尿潴留和大便秘结。因此更应该按正常的作息养成习惯，及时大小便。

请家人都来帮忙：剖腹产的产妇一般 5 ~ 7 天出院。在出院之前，产妇需要找好能够帮助她共同分担家务劳动、做饭和带孩子的帮手。

饮食：当产妇排气后，饮食可由流质改为半流质，食物宜富有营养且容易消化。可以选择蛋汤、烂粥、面条等，然后依产妇体质，饮食再逐渐恢复到正常。这个阶段千万不要急于喝一些油腻的下奶汤，例如，鸡汤、肉汤等。

（4）分娩后 2 个月内

不要负重：分娩后 2 个月内，妈妈不要提举任何比自己的宝宝更重的东西，而随着宝宝在一天天地长高、增重，妈妈的力量也在逐渐增强。分娩 2 个月左右可以尝试走楼梯，一天之中上下一层楼足够了，刚开始的时候甚至要比这个运动量还要小。

不要自己开车：在产后的头两三个星期不要自己开车。踩离合器、刹车和油门对此时的新妈妈来说还是一件费劲的事情，在遇到紧急情况的时候，很可能不能做出迅速的反应。

锻炼：可以开始做一些运动骨盆的体操，这是非常简单但效果很好的练习。妈妈们先尝试收缩阴道的肌肉，然后尝试着上提阴道，数到第 10 下的时候，再放松，如此反复数次即可。

3. 剖腹产后的心理恢复

剖腹产后身体的恢复因人而异，除了身体上的伤口之外，心灵上也有创伤。女性在剖腹产需要度过五个阶段，才会最终复原。

第一阶段：很多原本想自己生的妈妈在接受了手术后，很难接受这个事实。手术后过了 1 个小时后，很多女性才开始接受剖腹产这个事实是不得不为之的安排。

第二阶段：在生产后的第一个星期里，这种感觉渐渐地消失了，取而代之的是失望的情绪。很多女性没有亲身经历孩子被娩出的过程，感到很遗憾。通常，很多剖腹产的妈妈很难进入母亲的角色。

第三阶段：从生产后的第八个星期开始。许多女性把与宝宝相处时做得不够完美的原因都归结于是剖腹产惹的祸。在这个阶段，新妈妈们经常梦到分娩的过程，这种情况并不少见，而这些梦境有助于使她们重新理解自己的生产过程。

第四阶段：与其他有类似分娩经历的女性常接触非常重要。有的时候，通过剖腹产分娩的女性需要几个月的时间才愿意与同样是剖腹产分娩的女性说话。但当她们发现有很多类似的经历的时候，便不再感到孤独，从而使心情得到了极大的放松。

第五阶段：分娩的痛苦经历被渐渐淡忘，能够客观地对待剖腹产了。

打破月子迷信，科学坐月子

许多地方都有坐月子的传统：月子里不能出门、不能下地、不能开窗、不能吹风、不能见太阳、不能沾水、不能刷牙、不能洗澡、不能洗头、不能用吹风机、不能吃蔬菜、不能吃水果、不能抱宝宝、不能给宝宝洗澡、不能看电视、不能用电脑用手机、不能看书、不能做针线……不能这个不能那个，诸多禁忌。

与之相反，还有一种观念，认为根本不需要坐月子，坐月子只是中国人的恶习。这种观点提倡产后跟正常人一样，该干吗就干吗。

在这两种截然相反的观念面前，大部分中国妈妈迷茫了。这些妈妈的妈妈们，也就是老人，往往是传统月子的忠实捍卫者，督促新妈妈们恪守传统。但这么多的禁忌，让许多准妈妈和新妈妈不寒而栗，整整一个月不能洗澡洗头，如何做得到呢？

1. 传统坐月子有几大陋习

陋习一：月子里不让吃盐。其实产后可以吃盐，只是宜清淡些，摄入盐量过多容易增加肾脏负担，但是如果完全不吃盐会导致体内水电介质失衡。

陋习二：不让吃蔬菜。其实产后也可以吃蔬菜，而且需要多吃。蔬菜里含有大量的膳食纤维，产后早吃、多吃有利于保持肠道通畅，促进产后早日排便，这对产后恢复至关重要，还能避免产后痔疮加重。

陋习三：不让吃水果。其实月子期间需要多吃水果。但是需要注意，选择水果时不应挑太硬、不好咀嚼的，应选择容易吃、容易吸收、容易消化的，应多选择应季水果。吃水果时尽量切成小块、放常温了再吃，别冰冰凉的就吃。产后体内要迅速排出多余的体液，会挥发大量汗液，一下子吃太冷容易导致毛细血管收缩，不利于汗液挥发。一些地方的习俗是要将水果煮熟了吃，其实也不对，因为加热过程会破坏水果中的不少养分。

2. 总结几条科学坐月子的方法

注意休息，适当卧床，避免提重物，以防脏器脱垂；适当下地活动，促进胃肠功能恢复，避免静脉血栓形成；每天定时开窗通风，加强卫生，减少探视；注意保暖，避吹冷风，但切勿捂汗，出汗后及时更换湿衣；定期洗澡洗头，注意保暖及时擦干，谨防感冒；每天刷牙，餐后及时漱口；多喝水，多吃蔬菜水果，保证蛋白、谷物的适量摄入，但不可过量，避免大鱼大肉大量喝油汤；合理用眼，电视、电脑、手机和书本要适当少看，但不是不能看；多和宝宝亲密接触，同床睡最好，有利于母婴建立联系；避免同房和盆浴。

产后体力允许则应适当出门和社交，家人应多关注产妇，注意产妇的心理疏导。一般宝宝出生后，全家人的注意力和重心会放到宝宝身上，但是无数经验告诉我们：其实，月子里全家人的重心应该放在新妈妈的身上。因为宝宝刚出生，除了基本的吃喝拉撒睡，不需要其他太特殊的照顾。把妈妈照顾好了，让其吃好、睡好、心情好，作息规律，才能奶又多质量又好，更加利于宝宝健康。

3. 衣食住行注意事项，样样要精细

坐月子似乎是人生的一个难关，让许多正在怀孕或是刚生产的妈妈神经紧张。但只要掌握了正确的方式，安全度过月子期其实是非常轻松随意的。

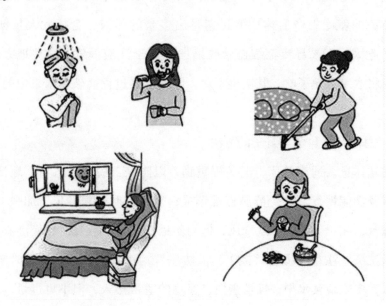

（1）穿戴

应选择宽松舒适的家居服。不同室温选择不同厚薄的衣服。室温12℃以下，穿薄棉衣厚毛裤；室温12～15℃，穿厚毛衣薄毛裤；室温15～18℃，穿薄毛衣棉质单裤；室温18～22℃，穿薄羊毛衫棉质单裤；室温22～24℃，穿棉质单衣裤。

不要穿过紧的衣服，以免影响乳房血液循环和乳腺管的通畅，引发乳腺炎。产后出汗多，应该穿吸水性好的纯棉质地的内衣，外衣也要柔软、散热性好。

怀孕这样调：
怀得上，生得顺，养得好

母乳喂养的妈妈，乳汁常常沾湿衣服，要注意换洗。产后最初几天阴道分泌物比较多，胸罩、内裤应每天换洗。

要穿柔软舒适的鞋子，如果穿拖鞋，最好要带脚后跟的，以免脚受凉引发足跟或腹部不适。活动或做产后体操时，应该穿柔软的运动鞋或休闲鞋，不要穿着拖鞋运动。

建议产后不要马上穿高跟鞋，可以穿半高跟鞋，2.5厘米左右的比较合适。

（2）吃喝

适当饮用红糖水，补铁、利尿。红糖含铁等多种矿物质元素，能够促进恶露排出，防治尿失禁。不过，饮用过多会导致新妈妈出汗更多，体内盐分流失，因此不宜饮用时间过长，最多不要超过10天。

从流食慢慢过渡到正常饮食。产后，消化系统功能需要一段时间才能恢复。因此，产后几天可以选择一些比较容易消化的食物，可以从粥、面条过渡到稀饭，然后再吃米饭和面食。

少食多餐，不可贪吃。因为月子里新妈妈大部分时间都是躺在床上，因此每顿饭不宜吃太多，可以饿了再吃。

多喝一些温热的白开水，补充大量出汗时体内丢失的水分，避免冷饮。饮料和酒精饮品（除米酒）不适合月子里的新妈妈饮用。

避免辛辣和容易产生胀气的食物。产后容易出现便秘的问题，饮食要丰富，适当食用富含纤维的蔬菜和水果。

（3）睡觉

产后子宫韧带松弛，需经常变换躺卧体位，即仰卧与侧卧交替。从产后第2天开始俯卧，每天1~2次，每次15~20分钟。

产后 2 周可进行膝胸卧位，利于子宫复位并防止子宫后倾。每天保证 8~9 小时睡眠，有助于子宫复位，并可促进食欲，避免排便困难。

产妇夜间要频繁喂奶，照顾婴儿，缺乏整块的休息睡眠时间。因此要抓紧一切可能的时间休息，最好是宝宝睡妈妈就睡。

（4）运动

健康的产妇，产后 6~8 小时可以坐起来，12 小时便可坐着进餐，下床排便。产后第 1 次下床如厕或散步，要有人陪伴，以防因体虚而晕倒。24 小时后可站起来为婴儿换尿布。

产后第 2 天可以下床活动。起床的第 1 天，早晚各在床边坐半小时。第 2 天在室内走走，每天 2~3 次，每天半小时，以后逐渐增加活动次数和时间。

早活动有利于子宫恢复和分泌物排出，减少感染机会和下肢静脉血栓形成，加快排尿功能恢复，减少泌尿系统感染发生；加快胃肠道恢复，增进食欲，减少便秘；促进骨盆底肌肉恢复，防止小便失禁和子宫脱垂发生。

（5）休息

如果是在冬季，呼吸道感染多发，产妇一定要避免接触感冒病人，多注意休息。休息不好，乳汁分泌就减少，会给母乳喂养带来困难，并易导致产妇焦虑、疲倦、精神抑郁。

喜欢看书的新手妈妈，要注意二三十分钟就要休息一下，变换看书的姿势，这样眼睛、颈、腰、背部肌肉才不会过于疲劳。

（6）洗浴

冬季浴室温度应在 22~24℃，浴水温度在 37℃左右。浴室不要太封闭，不能让产妇大汗淋漓，以免头昏、恶心。

不要空腹或饱食后洗澡。浴后要及时用暖风吹干头发。喝杯温开水或果汁，吃些小食品。产妇不宜坐浴，时间不宜过长，每次 5～10 分钟即可。

如果是会阴切口、剖腹等异常分娩，需待创口愈合后再淋浴。如果分娩过程不顺利，出血过多或平时体质较差，不宜过早淋浴，可改为擦浴。

侧切伤口，护理有妙招

十月怀胎，只为一朝分娩。可是准妈妈在分娩的过程中，由于自身或是胎儿的原因，医生可能会在准妈妈会阴部位"来上一刀"，这也就是临床上常见的顺产侧切手术。然而由于伤口部位较为特殊，因此容易发生感染，导致许多新妈妈出现顺产侧切伤口发炎或是顺产侧切伤口不愈合的状况，所以需要悉心护理，避免感染。

1. 侧切手术后需要注意的几点

①会阴切开术后的两三天内，准妈妈会发现不论坐着或站着都会痛，有时侧靠着坐比坐在坚硬的椅子上更痛，如果不管哪种姿势都痛，可以试试坐在橡胶表面，以减轻会阴部的压力。

②每次解完大小便后，一定要清洁会阴部，保持干净，建议可在会阴冲洗器中加入温水进行喷洗，再用较大只的棉棒或绵纸由前往后擦一下，且擦过就丢，切忌由后向前擦或反复擦拭。生产过后的恶露会持续将近一

个月，为了避免感染，应勤换棉垫。

③伤口若持续红肿或有刺痛感，甚至出现脓状分泌物或发热等现象，可能是伤口愈合不佳导致的。因此，一旦出现这种情况要及时咨询医生，临床上可以及时使用抗生素药物来缓解，否则，等到伤口出现感染后，会令日后愈合更为麻烦。

④产后早些下床活动，多吃新鲜蔬菜水果，多喝鱼汤、猪蹄汤等汤饮，不吃辛辣食物以保持排便通畅。拆线后的几天内，避免做下蹲用力动作，宜先收敛会阴和臀部后再坐在马桶上，屏气用力常常是会阴伤口裂开的原因。

⑤顺产后1个月内不要提举重物，也不要做任何耗费体力的家事和运动。任何过早过重的体力活动，都可能造成盆底组织损伤，甚至造成老年后的子宫脱垂，严重的甚至导致伤口长期不能愈合。

⑥拆线后伤口裂开，如伤口新鲜，可以再次缝合，但多数处理方式与感染伤口相似。如果伤口发生感染，伤口红肿，甚至出现伤口化脓的症状，需要及时清理伤口，使用碘伏冲洗后，再使用生理盐水冲洗，保证伤口清洁，不会继发感染。

2. 避免伤口发生血肿

①术后最初几日内产妇应采取右侧卧位，这样可使伤口内的积血流出伤口外，不致发生血肿，也可防止恶露中的子宫内膜碎片流入伤口内而形成子宫内膜异位症。

②术后注意刀口情况，如果在术后1～2小时内伤口出现疼痛，并且越来越厉害，应马上与医生联系，很可能是缝合前止血不够而形成血肿导致的。

怀孕这样调：

怀得上，生得顺，养得好

③有血肿时可用50%硫酸镁溶液冷敷。

3. 会阴切口发生感染怎么办

①当伤口出现肿胀、疼痛、硬结时，遵循医嘱服用抗生素，局部采用1∶5000的高锰酸钾温水浸泡伤口，每天2次，每次10~15分钟。

②用清热、解毒、散结的中药煎液清洗伤口也有很好的效果，不过中药方要由专业医院的专业医生开出。

③可在家中用台灯进行局部理疗，但须注意不要烫伤。

4. 伤口有水肿怎么办

①伤口水肿，在拆线前缝合线会勒得很紧，可用95%的酒精纱布或者50%的硫酸镁溶液热敷，湿敷，每天做2次。

②卧位时抬高些臀部，以利回流，帮助减轻水肿。

坐月子，季节不同细节不同

1. 春季坐月子注意事项

春季各种病菌猖狂繁殖，要保护好母子不受病菌的感染和入侵。建议常常给新妈妈的房间通风，不要让刚从外面回来的爸爸或其他人直接接触自己和宝宝，要让他们先洗手、洗脸后才能靠近。患有感冒或传染病的人最好不要让他们见自己和宝宝，如果真要见，要做好防护措施，如戴口罩等。

2. 夏季坐月子注意事项

夏季天气炎热，新妈妈容易出汗，要勤洗澡，保持皮肤的清洁。但是，不要贪凉，不要吃冷食，也不要用冷水洗脸洗手等。

3. 秋季坐月子注意事项

秋季天气干燥，灰尘较多，可在房间内安装加湿器，加湿空气的同时还可以净化空气。此外，早晚温差大，要注意多穿一件衣服。睡觉前要检查门窗是否关严，以免夜里受凉感冒。

4. 冬季坐月子注意事项

冬季空气干燥寒冷，容易引起过敏性疾病，因此要注意通风。就算是天气寒冷也要每天至少有 20 分钟的时间开窗换气。在房间里使用电或煤等取暖用品时，更加需要经常开窗换气。开窗换气时妈妈和宝宝可以先转移到别的房间里，等室内的温度回升后再回房。

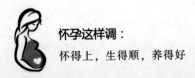

怀孕这样调：

怀得上，生得顺，养得好

产后催乳，宜喝茭白通草猪蹄汤

为了保证宝宝拥有足够的口粮，催乳是必要的。但是不合时宜的催乳往往会造成物极必反的效果，例如，生完宝宝后马上喝催乳汤。过早的喝催乳汤会导致乳汁下来过快过多，远远超过了新生儿的需求，容易造成浪费。同时，这样的做法会使妈妈的乳管堵塞而出现乳房胀痛问题。而过晚的喝催乳汤，不仅催乳效果会不好，还会令新妈妈因无奶而心情紧张，从而导致进一步的奶水减少。所以，新妈妈在产后的头两天，喝一些清淡的有催乳效果的汤就可以了。这样既能保证能量和体力的补充，还能使乳汁正常分泌。

产后的头两天，分泌出来少量的乳汁是初乳，含有丰富的免疫物质，对宝宝来说是很珍贵的。这两天虽然妈妈的乳汁很少，也要让宝宝多多吮吸。这样既能使宝宝多多练习吮吸技巧，还能疏通妈妈的乳腺导管，促进乳汁的分泌。两天的磨合期，第三天差不多就有大量的乳汁分泌了，这个时候宝宝也习惯了吮吸乳房。

如果宝宝的吮吸不够力的话，为了保证后续妈妈能产出足够多的奶水，妈妈可以用吸乳器协助吮吸。在选用吸乳器时，应注意选择不含双酚 A 材质、便于携带的吸乳器。如果有条件的话，最好选用具有花瓣式按摩垫、无须前倾吸乳设计的吸乳器，这样按摩乳房的同时，能刺激乳

203

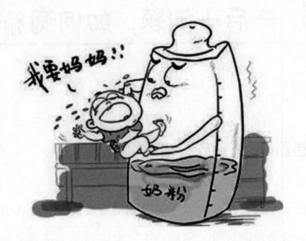

汁分泌，给妈妈更好的吸乳体验。而且能让妈妈轻松吸乳，远离劳累。另外，吸乳器的奶嘴最好选用接近母乳胸型的花瓣形、柔软的奶嘴，避免宝宝吮吸过重口腔受到伤害，花瓣形的设计，能减少宝宝对乳头的混淆问题。

茭白通草猪蹄汤

材料：猪蹄1只，茭白50克，通草20克，盐、味精各适量。

做法：

①猪蹄去毛，洗净，斩成小块；茭白洗净，切薄片；通草切成寸段。

②猪蹄入砂锅，注入清水700毫升，先用大火烧开，改为小火炖30分钟，放入茭白和通草，继续炖煮至猪蹄酥烂，下盐和味精，调匀即成。

功效：分1~2次趁热食用，适用于产后乳汁不下者。

怀孕这样调：

怀得上，生得顺，养得好

产后恶露不绝，适当使用马齿苋

产后恶露是指女人在分娩后，由阴道排出的瘀血和黏液。产妇分娩后随子宫蜕膜特别是胎盘附着物处蜕膜的脱落，含有血液，坏死蜕膜等组织，经阴道排出称为产后恶露，一般情况下，自身新陈代谢功能好，体质好的女性，产后3周内恶露就可以排除干净。超过三周仍淋漓不绝的，称之为恶露不绝，或称恶露不尽、恶露不净、产后恶露不尽、产后恶露不绝等。在中医典籍《胎产心法》中提道："由于产时伤其经血，虚损不足，不能收摄，或恶血不尽，则好血难安，相并而下，日久不止。"因此，恶露不止多与虚损或血瘀有关。

1. 恶露分类

（1）红色恶露

产后第1周，恶露的量较多，颜色鲜红，含有大量的血液、小血块和坏死的蜕膜组织，称为红色恶露。红色恶露持续3~4天，子宫出血量逐渐减少，浆液增加，转变为浆性恶露。

（2）浆性恶露

1周以后至半个月内，恶露中的血液量减少，较多的是坏死的蜕膜、宫颈黏液、阴道分泌物及细菌，使得恶露变为浅红色的浆液，此时的恶露称为浆性恶露。浆性恶露持续10天左右，浆液逐渐减少，白细胞增多，变为白色恶露。

（3）白色恶露

半个月以后至3周以内，恶露中不再含有血液了，但含大量白细胞、退化蜕膜、表皮细胞和细菌，使恶露变得黏稠，色泽较白，所以称为白色恶露。白色恶露持续3周干净。

2. 产生原因

（1）组织物残留

可因子宫畸形、子宫肌瘤等原因，也可因手术操作者技术不熟练，致使妊娠组织物未完全清除，导致部分组织物残留于宫腔内产生。此时除了恶露不净，还有出血量时多时少，内夹血块，并伴有阵阵腹痛等症状。

（2）宫腔感染

可因产后洗盆浴，卫生巾不洁或产后未满月即行房事，也可因手术操作者消毒不严密等原因致使宫腔感染产生。此时恶露有臭味，腹部有压痛，并伴有发热，查血象可见白细胞总数升高。

（3）宫缩乏力

可因产后未能很好休息或平素身体虚弱多病，生产时间过长，耗伤气血，致使宫缩乏力，导致恶露不绝。

3. 中医治疗

中医对于产后恶露不净早有研究，认为其治疗应以补虚和祛瘀为主要原则，补虚以补益气血为主，祛瘀当配合理气药，取气行则血行之意。中药名方"产后恶露膏"即是中医治疗恶露不绝的专用药。由益母草、红花、桃仁、急性子四位中药组成，产后恶露膏以收敛止血与活血化瘀配合应用，通中有守，相辅相成，其益气养阴的用药特点也符合女性体虚的病机，使治疗效果更加全面，因而此方千百年来倍受中医医家推崇，沿用至今，经久不衰。

马齿苋方

材料：蒲黄（生）10 克，马齿苋 15 克。

用法：水煎，每日 1 剂，分 2 次服，连服 5 天。

适应证：产后恶露超过 3 周，淋漓不爽，量时多时少，色暗有块，腹痛拒按，舌质紫有瘀点，脉沉涩。

功效：蒲黄味甘性平，甘缓不峻，性平无寒热之偏，具有收涩止血、行血祛瘀的作用，与消炎解毒、缩宫止血的马齿苋配伍，有明显协同效应。生蒲黄与马齿苋配伍也能控制产后阴道不规则的出血及其所伴见的腹部隐痛。

治疗的同时应注意，对于气虚型、阴虚型恶露不绝，常在补气、滋阴药中佐以蒲黄炭，能使补而不滞、滋而不腻，寓涩于养。

产褥期感染，学会预防很重要

产褥期感染系在产前、产时与产褥期，因生殖道的创面受致病菌的感染，引起局部或全身的炎症变化。严重者可引起败血症、中毒性休克，甚至肾功能障碍，危及产妇生命。

1. 产褥期感染症状

（1）急性外阴、阴道、宫颈炎

分娩时由于会阴部损伤或手术产而招致感染，表现为局部灼热、疼痛、下坠。脓性分泌物刺激尿道口出现尿痛、尿频。伤口处感染，缝线陷入肿胀组织内，针孔流脓。阴道与宫颈感染表现为黏膜充血、溃疡、脓性分泌物增多，日后导致阴道粘连甚至闭锁。若向深部蔓延，可播散到子宫旁组织，引起盆腔结缔组织炎。

（2）急性子宫内膜炎、子宫肌炎

病原体经胎盘剥离面侵入，扩散到蜕膜后，称子宫内膜炎。感染侵及子宫肌层，称子宫肌炎。子宫内膜炎伴有子宫肌炎。重者出现寒战、高热，头痛、心率快、白细胞增多，下腹部压痛轻重不一等症状，不过却因恶露多少不定而容易被误诊。

（3）急性盆腔结缔组织炎、急性输卵管炎

病原体沿子宫旁淋巴或血行达宫旁组织，出现急性炎性反应而形成炎性包块，同时波及输卵管系膜、管壁。若侵及整个盆腔，也可形成"冰冻骨盆"。淋病双球菌沿生殖道黏膜上行感染，达输卵管与盆腹腔，形成脓肿后，可出现高热不退症状。

（4）急性盆腔腹膜炎及弥散性腹膜炎

炎症继续发展，扩散至子宫浆膜，形成盆腔腹膜炎，继而发展成弥漫性腹膜炎，出现全身中毒症状，如高热、恶心、呕吐、腹胀，检查时下腹部有明显压痛、反跳痛。由于产妇腹壁松弛，腹肌紧张多不明显。因腹膜面炎性渗出、纤维素覆盖引起肠粘连，也可在直肠子宫凹陷形成局限性脓肿，若脓肿波及肠管与膀胱可出现腹泻、里急后重与排尿困难。急性期治疗不彻底可能发展成慢性盆腔炎而导致不孕。

（5）血栓性静脉炎

类杆菌和厌氧性链球菌是常见的致病菌。在血流瘀滞或静脉壁受损的基础上，细菌分泌肝素酶分解肝素，促成凝血。子宫壁胎盘附着面感染上述细菌时引起盆腔血栓性静脉炎。可累及卵巢静脉、子宫静脉、髂内静脉、髂总静脉及下腔静脉，病变常为单侧性，患者多于产后1~2周，继子宫内膜炎之后出现寒战、高热、反复发作，持续数周，不易与盆腔结缔组织炎鉴别。下肢血栓性静脉炎，病变多在股静脉、腘静脉及大隐静脉出现弛张热。下肢持续性疼痛，局部静脉压痛或触及硬索状，使血液回流受阻，引起下肢水肿，皮肤发白，习称"股白肿"。下肢血栓性静脉炎多继发于盆腔静脉炎或周围结缔组织炎。

（6）脓毒血症及败血症

感染血栓脱落进入血循环可引起脓毒血症，出现肺、脑、肾脓肿或肺栓塞而致死。若细菌大量进入血循环并繁殖形成败血症，可危及生命。

2. 如何防治产褥感染

①加强孕期卫生，保持全身清洁，妊娠晚期避免盆浴及性生活。

②加强准妈妈营养，增强准妈妈体质。

③有胎膜早破或产前出血等感染因素存在的，必须住院治疗。

④如果已经发生感染，应加强营养支持，及时补充足够的热量，尽量纠正贫血等。

⑤取半卧位，有利于恶露排出，将炎症局限于盆腔，由医生根据情况使用消炎药。

⑥如果盆腔脓肿形成，需手术切开引流。

⑦不要用传统的方法接生或自家接生，应住院分娩。

⑧如高热不退，必须去医院治疗。

月经迟迟不恢复，8款食疗方帮助大

1. 产后月经，最早有多早

1个月：没错，就是孩子刚满月的时候，月经就如期而至了。当然，这是在妈妈没有哺乳、身体各方面状况良好的情况下才会出现的，如果说产后坚持哺乳，那么月经一般不会那么早来。

女性生小孩后，月经周期和卵巢排卵功能的恢复各人不一，如有的女性产后28天就开始排卵，1个月就来月经。而有的女性，特别是给孩子哺乳的女性，恢复排卵和月经周期的时间要晚一些。但无论早晚，总要先排卵，后来月经。

2. 产后月经，最晚有多晚

1年：因为妈妈坚持哺乳的关系，月经在1年之后才姗姗来迟。哺乳期间，妈妈的脑垂体前叶需要分泌大量的催乳素，以促使乳腺分泌乳汁，因而相对地抑制了脑垂体分泌卵细胞刺激素的作用，使卵泡发育受到抑制，不能发育为成熟的卵子，所以，在哺乳期的妈妈们，很多在半年至1年内没有排卵功能，也不来月经，这是正常的。

3. 8款食疗方法可以促使月经规律

乌贼汤

材料：乌贼鱼500克，葱、生姜、盐、味精、胡椒面、香油各适量。

做法：将乌贼鱼洗净，放入砂锅内，撒上葱姜丝，加水适量，先用武火烧沸，后用文火炖15分钟，加入盐、味精、胡椒面、香油即可。

功效：滋阴和血、清热、活血。

怀孕这样调：
怀得上，生得顺，养得好

210

主治：妇人血虚、经闭、崩漏、带下、月经不调等证。

龙眼蛋汤

材料：龙眼肉30克，红糖20克，红皮鸡蛋2枚。

做法：将龙眼煮20分钟，加入红糖，打破鸡蛋搅入汤中，略煮1~2分钟即可。

功效：补脾健胃、养血安神。

主治：女性产后调养、月经不调、心脾血虚所致的神经衰弱等。也可用于学生临考前的调补。

韭菜炒羊肝

材料：韭菜200克，羊肝250克，猪油、盐各适量。

做法：将韭菜切段，羊肝切片，先将羊肝武火略炒片刻，再入韭菜翻炒，加入味精即可。

功效：补肾、固精、止血、调经。

主治：月经不调、崩漏及带下证。对男性阳痿、遗精、夜盲、盗汗、食欲不振等证也有疗效。

益母草汁粥

材料：鲜益母草汁、蜂蜜各10克，鲜生地黄汁、鲜藕汁各40克，生姜汁2克，粳米100克。

做法：先以粳米煮粥，待米熟时，加入上述诸药汁及蜂蜜，煮成稀粥即成。

功效：滋阴、养血、调经、消瘀、解渴、除烦。

主治：女性月经不调、功能性子宫出血、产后血晕、恶露不净、瘀血腹痛及吐血、衄血、咯血、便血等。

艾叶粥

材料：干艾叶 15 克（鲜者 30 克），南粳米 50 克，红糖适量。

做法：艾叶煎取浓汁去渣，与粳米、红糖加水煮为稠粥。

功效：温经止血、散寒止痛。

主治：女性虚寒性痛经、月经不调小腹冷痛等。

牡丹花粥

材料：牡丹花阴干者 6 克，（鲜者 10 ~ 20 克），粳米 50 克，白糖适量。

做法：先以米煮粥，待粥一二沸后，加入牡丹花再煮，粥熟后入白糖调匀即可。

功效：养血调经。

主治：女性月经不调、经行腹痛。

月季花汤

材料：月季花 3 ~ 5 朵，黄酒 10 克，冰糖适量。

做法：将月季花洗净，加水 150 克，文火煎至 100 克，去渣，加冰糖及黄酒适量。

功效：行气活血。

主治：气滞血瘀、闭经、痛经诸证。

当归羊肉火锅

材料：当归 30 克，羊肉片 500 克，白菜心、粉条、菠菜、海米、黑木耳、盐、味精、火锅佐料各适量。

做法：白菜心、菠菜、分别择洗干净；黑木耳泡发、去蒂，洗净。当归切片，洗净，放入锅中加水煎汤，去渣取汁，加适量水、盐、味精、火锅佐料煮沸，放入白菜心、粉条、菠菜、海米、黑木耳、羊肉片等涮火锅

怀孕这样调：
怀得上，生得顺，养得好

吃即可。

功效：补中益气，和血活血。

主治：血虚、月经不调，贫血等证。

产后抑郁症，缓解心情有方法

产后抑郁症也叫产后忧郁症，是女性在生孩子之后由于生理和心理因素造成的抑郁症，症状有紧张、疑虑、内疚、恐惧等，极少数严重的会有绝望、离家出走、伤害孩子或自杀的想法和行动。典型的产后抑郁症是产后 6 周内发生，可持续整个产褥期，有的甚至持续至幼儿上学前。

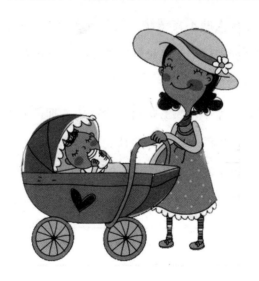

产后抑郁症是女性精神障碍中最为常见的类型，是女性生产之后，由于性激素、社会角色及心理变化所带来的身体、情绪、心理等一系列变

化。产后抑郁症的发病率在15%～30%，通常在6周内发病，可在3～6个月自行恢复，但严重的也可持续1～2年，再次妊娠则有20%～30%的复发率。研究显示，50%～75%的女性都将随着孩子的出生经历一段产后抑郁，多数女性征兆不明显或转瞬即逝，性格上出现一段不稳定情绪，比如莫名的哭泣或心绪欠佳。解放军国防大学医院精神科专家指出，10%～15%的新妈妈有很强烈的这种情况，其归因是一种疾病，这是最新被医学界认识到的，并被专门术语称为"产后抑郁症"的疾病。

1. 心理治疗

（1）支持性心理治疗

支持性心理疗法又称支持疗法。是指在执行医护过程中，医护人员对病人的心理状态合理的采用劝导、鼓励、同情、安慰、支持及理解和保证等方法，有效消除病人的不良情绪，使其处于接受治疗的最佳心理状态，从而保证治疗的顺利进行，使疾病早日康复的一种方法。

（2）人际心理治疗

这项抑郁症心理治疗方法主要用于治疗成人抑郁症急性期发病，旨在缓解抑郁症状，改善抑郁病人的一些社交问题。抑郁症病人常见的人际问题包括四方面：不正常的悲伤反应、人际冲突、角色转变困难和人际交往缺乏。其中产后女性最容易因角色转变困难而患上抑郁症，需要人际心理治疗。

（3）音乐疗法

抑郁症心理治疗方法中最受患者欢迎的一种莫过于音乐疗法。大脑边缘系统和脑干网状结构对人体内脏及躯体功能起主要调节作用，而音乐对这些神经结构能产生直接或间接影响。

怀孕这样调：

怀得上，生得顺，养得好

（4）焦点转移

如果产后的确面临严重的不愉快生活事件，甚至问题棘手难以解决，不要让精力总是黏滞在不良事件上。越想不愉快的事心情就会越不好，心情越不好就越容易钻牛角尖，越容易钻牛角尖心情就会越发低落，如此陷入情感恶性循环的怪圈中。所以要适当转移自己的注意，像《飘》中女主角郝思佳面对困境时所说的"明天再想"，就是一种转移法，将注意力转移到一些愉快的事情，关注自己的喜好，不仅思维上转移，还可以身体力行地参与力所能及的愉快活动。

（5）行为调整法

鉴于女性生产后不适于做剧烈的运动，但一些适当放松活动是非常必要的，例如，深呼吸、散步、打坐、冥想平静的画面、听舒缓优美的音乐等。

（6）倾诉宣泄法

找好友或亲人交流，尽诉心曲，大哭一场也无妨，尽情宣泄郁闷情绪。

（7）角色交替法

别忘了虽然已为人母，但仍是老公的娇妻、父母的爱女，谁也不可能只做 24 小时全职妈妈，所以要给自己换个角色享受娇妻爱女的权利。

（8）自我鼓励法

自我欣赏，多看自己的优点，多看事物的好处，多想事情可能成功的一面。

（9）自我实现法

生儿育女只是女性自我实现的一种方式，但绝不是唯一的方式，所以不要忘了还有其他自我实现的潜力和需要。也许趁着休产假的时间还能关注一下自己擅长的事业，等产假结束会有改头换面的新形象出现。

2. 常规治疗

患有失眠抑郁症的产后女性，脑海里反复出现一些不愉快的往事，或者对前途忧心忡忡，总是觉得没有安全感；在夜晚常常会出现早醒、多梦、入睡困难等睡眠障碍；清晨起床后不能恢复充沛精力，思维能力不够清晰，白天容易头昏、疲乏、无力或瞌睡；有认知功能受损，工作与学习能力下降，记忆力下降；注意力不能集中，做事常常走神；食欲不好，便秘成为常态，体重不知不觉下降；常常感到咽喉和胸部紧缩感、头疼、身体疼痛及胃肠症状等；大多悲观厌世，不爱与人沟通和交流，甚至无缘无故厌恶他人。失眠抑郁患者除了日常的药物及心理治疗以外，建议失眠抑郁患者使用一种医疗器械——镇痛安眠垫，它是一种采用高科技生物磁疗和远红外线双效治疗原理，由永磁体和红外线衬垫两部分构成的医疗器械产品，它利用钕铁硼高科技生物磁场及纳米远红外线的双重作用，起到活血、镇痛、镇静、催眠和消除焦虑等作用，具有作用速度快、安全、方便使用的优势，可有效用于失眠抑郁的治疗。

3. 药物治疗

目前仍把三环类抗抑郁药作为治疗抑郁症的一线药。第二代非典型抗抑郁药为二线药。各种三环类抗抑郁药疗效不相上下，临床可根据抑郁及镇静作用强弱、不良反应和患者的耐受情况进行选择。丙咪嗪和地昔帕明镇静作用弱，适用于精神运动性迟滞的抑郁患者。阿米替林、多塞平镇静作用较强，可适用于焦虑、激越和失眠患者。但三环类药物抗胆碱能对心血管不良反应较大，应用时需注意。第二代非典型抗抑郁剂种类很多，以选择性 5 – HT 再摄取抑制剂为主，代表药物有氟西汀、帕罗西汀、舍曲林，其应用较广，且不良反应小，安全性能较好，有利用长期维持治疗。

4. 物理治疗

物理疗法与药物相比，具有无不良反应及依赖性，疗效显著的特点。经颅微电流刺激疗法——这种物理疗法是通过微电流刺激大脑，直接调节大脑分泌一系列有助于改善抑郁病症的神经递质和激素，它通过提高 5-HT 的分泌量，促进去甲肾上腺素的释放，增强神经细胞活动的兴奋性，从而起到缓解个体抑郁情绪的效果。通过促进分泌具有镇静作用的内啡肽，能够使患者保持一种放松、舒适的精神状态，有利于更好地缓解之前消极、沮丧的情绪状态。另外通过对患者脑电波的改善和各项生理指标的改善，起到对抑郁患者的各项躯体症状的改善作用。

5. 电休克治疗

抑郁症患者应严防自伤和自杀，对于自杀观念强烈者应用电休克治疗可获得立竿见影的效果，待病情稳定后再用药物等巩固。

妊娠纹，找到方法巧淡化

妊娠纹是怀孕女性在生产后腹部出现的一种条索状瘢痕性皮肤损害，早期常常为暗红色或紫红色，稳定以后妊娠纹便呈现出一种白色或浅白色的皮肤损害，使原来非常漂亮的腹部呈现出一种松树皮状外观，非常影响腹部的美观，尤其是对于那些身材比较好，喜欢穿"露脐装"的女士来说，这种妊娠纹实在是不雅观。

妊娠纹是如何形成的呢？原来，正常情况下，人体皮肤弹性纤维与腹直肌保持一定的弹力，并在一定限度内自由伸缩。当女性怀孕超过 3 个月后，增大的子宫突出于盆腔，向腹腔发展，腹部开始膨隆，皮肤弹性纤维与腹部肌肉开始伸长，造成不同程度的损伤或断裂，皮肤变薄变细，局部皮肤被拉伸而变薄的同时，真皮内的毛细血管和静脉壁也会扩张，变薄，使血液的颜色外露，皮肤条纹会呈紫红色或粉红色。分娩后，断裂的弹力纤维得以缓慢修复，真皮内的毛细血管和静脉壁会逐渐增厚，皮肤条纹的颜色也渐消退成白色或银白色，但不能完全恢复到孕前没有产生裂纹时的皮肤状态，最好借助妊娠纹修复产品加速修复。

妊娠纹的产生既有自身的体质原因及自身产前保养的原因，也有遗传原因。专家建议，避免妊娠纹要从平时的保养开始，注意孕前和孕后的保健工作。虽有 70% ~90% 的准妈妈会产生妊娠纹，但如果加强产前保养，则可以大大减少妊娠纹产生的概率，至少可以把妊娠纹的影响程度减到最小。

1. 孕前保健

在孕前就要注意锻炼身体，经常做按摩，坚持冷水擦浴，增强皮肤的弹性。同时也要注意营养，多吃富含蛋白质、维生素的食物，增加皮肤的弹性。

2. 孕后保健

怀孕以后，保养过程就更复杂些。要坚持适度运动如散步等；要保证均衡、营养的膳食，避免过多摄入糖类和过剩的热量，导致体重增长过多；淋浴时水温不宜过高，可以用微凉于体温的水冲洗腹部，并轻轻按摩腹部皮肤，从而增强皮肤弹性。具体可以从以下几个方面做起。

（1）均衡饮食

怀孕期间应补充丰富的维生素及矿物质。而由于胶原纤维本身是蛋白质所构成，所以可以多摄取含丰富蛋白质的食物。避免摄取太油、太甜（容易肥胖）、太咸（容易水肿）的食物。

（2）控制体重增长

在怀孕时，每个月的体重增加不宜超过 2 千克，整个怀孕过程中应控制在 11~14 千克。

（3）适当服用一些保健品

目前有一些针对准妈妈使用的保健品，可以促进真皮的纤维生长，增加皮肤弹性，预防妊娠。但是建议不要随便用药，可请医生帮忙。否则误食激素类药物还会造成类似的萎缩纹。

（4）使用托腹带

可以承担腹部的重力负担，减缓皮肤过度的延展拉扯。

（5）使用专业的去妊娠纹产品

这是最有效的预防和消减妊娠纹的方法，有条件的准妈妈可以购买适合自己的去妊娠纹霜。

（6）增强皮肤弹性

在怀孕期间要避免摄取过多的甜食及油炸食品，应摄取均衡的营养，改善皮肤的肤质，帮助皮肤增强弹性。饮食调理、运动是增加皮肤弹性很重要的两种方法。在怀孕期间可以多吃一些对胶原纤维有利的食物，像猪蹄，同时多吃一些含纤维高的果蔬及含维生素 C 的食物，每天喝一杯脱脂牛奶。另外减少糖分的摄入，少吃含色素量高的食物也是很必要的。怀孕前做一些瑜伽等运动，怀孕后也要做适度的运动，做一些简单的家务是个很好的方法，这也是增强皮肤弹性预防妊娠纹的方法。

产后身材恢复， 食疗运动并重

1. 8 个锻炼法则

（1）腹部锻炼

产妇仰卧在床上，将手放在肩上，做深吸气，使腹部膨胀，然后轻轻呼气，同时用力收缩腹部肌肉，使腹部下陷。从产后第 2 天到第 4 周末均可做，有利于恢复松弛的腹部。

（2）上肢锻炼

产妇平卧床上，两腿稍稍放开，两臂平伸，与身体呈直角，然后慢慢抬起两臂，保持肘部平直，当两手接触时，慢慢放下两臂。从产后第 2 天到第 4 周末均可做，有利于恢复双臂及胸部肌肉的力量。

（3）腹肌及腿部锻炼

产妇仰卧床上，以右侧下肢支持，稍微抬高头部及左膝，但不要接触，然后恢复原位，以同样方法，再伸左手向右膝的动作。产后的第 5 天到第 6 周末均可做，有利于恢复腹部及大腿部正常形态。

（4）下肢腰背锻炼

产妇平卧床上，两臂放于身体两侧，与身体稍微离开，然后轻轻抬起双膝、臀部及后背，使身体呈弓形。产后第 3 天到第 4 周末均可做，有利于恢复大腿肌肉及腰背部肌肉的力量。

（5）腹肌及臀部锻炼

产妇仰卧床上，两膝及臂弯曲，以两肘及两足支撑，向内翘起骨盆部；在抬头的同时用力收缩臀部。产后第 4 天到第 6 周末均可做，有利于

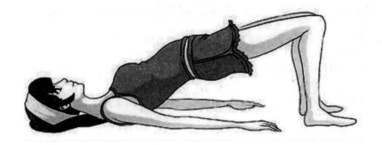

恢复松弛的腹部及臀部，减少脂肪。

（6）背部、腹部及臀部锻炼

产妇保持前臂和小腿并拢，以肘、膝为支点爬跪于床上，可在前臂下垫一枕头，然后向上呈弓形隆起，用力收缩臀部及腹部，接着放松，同时深呼吸。产后第6天到第6周末均可做，有利于背、腹、臀部的恢复。

（7）胸部肌肉锻炼

产妇跪于床上，并使脸及胸部尽量贴紧床面，两腿并拢，屈臂，上体向下，头转向一侧。如此动作保持每次10分钟左右，每天做2～3次，可防止子宫后倾、促进恶露排出。此操从产后第14天开始做，不可过早进行。若产妇身体弱，也可用俯卧30分钟代替。

（8）肛门及阴道肌肉锻炼

产妇平卧床上，两脚交叉，大腿并拢，尽量将会阴及肛门肌肉收缩，提起后稍坚持一会儿再放松。如此反复进行，对会阴部及阴道肌肉张力的恢复和预防子宫脱垂及增强性功能都十分有益。

2.8个饮食法则

（1）选择脱脂牛奶

每天喝2杯脱脂牛奶。牛奶中的脂肪含量仅为3%，喝后容易产生饱腹感，既不易使人发胖，又可使身体得到充足的蛋白质、钙质及大量的 B 族维生素、维生素 A 等营养素。脱脂奶的脂肪含量较全脂奶更少，同时蛋白质储量是一样的，因此，喝脱脂牛奶更有助于控制脂肪过多摄入。

（2）主食必须要吃

每天最少吃 150 克主食。不吃主食固然可消耗身体脂肪，但会产生过多的代谢废物，对健康不利。主食中最好有一种粗粮，如燕麦、玉米、小米、甘薯、豆子等。这些粗粮富含膳食纤维和 B 族维生素，而且吃后让人不容易产生饥饿感。

（3）先吃蔬菜

每天吃 250 克深绿色蔬菜。深绿色蔬菜中富含膳食纤维、胡萝卜素、维生素 C、钙、铁等营养素，如芥蓝、西蓝花、豌豆苗、小白菜、空心菜等。最好在就餐时先吃这些食物，这样可以增加热量消耗。

（4）吃水果要注意时间与数量

以大吃特吃水果的方式满足食欲大错特错，水果中含糖量达 8%，有时糖含量可达到 20%，香蕉中也含有很高的淀粉。因此，每天吃水果的数量也要注意限制。数量最好控制在 300 克以下（去皮去核后），吃香蕉不应多于 2 根。

吃水果的时间也不可忽视，这对于控制过多热量的摄取很重要。最好不要在餐后吃水果，正确的做法是在餐前吃水果。这样，等到进正餐时腹中已有食物，不会太感饥饿。这样就不宜过多进食，有助于控制体重增长。

（5）用新鲜水果替代果汁

吃水果的饱腹感要比喝果汁明显增多。提醒一点，有水果时最好不吃沙拉，水果拌上沙拉酱和糖就会热量大增。如果有水果，尽量不去吃干果，干果去掉水分后热量密度明显上升。

（6）选择脂肪少，热量低的食物

选择既有营养又可控制热量的食物，如多选低脂肪及低蛋白的食品，像豆制品、牛奶、鸡肉、鱼等；多选新鲜蔬菜、海藻。如果是同一类的食物，应该选择脂肪少、热能低的品种，如可用鸡肉代替猪肉。

（7）只吃天然食品

少选含人工合成剂及加工的食品。因为，这些食品中往往加入过多人工色素和化学添加剂，不仅污染母乳，没有多少营养，还会增加肝肾负担，如选择炸薯条就不如选择新鲜马铃薯。

（8）多咀嚼

经常吃一些需要多咀嚼才能咽下的食物。营养专家认为，人在咀嚼300次时就开始产生饱腹感，这样也有助于控制进食量。

PART 4 全面认识你的宝宝

新生宝宝，体格标准是什么

从娩出到诞生后 28 天的婴儿，叫新生儿。诞生至 28 天这段时间，称新生儿期。新生儿期时间跨度不大，却是儿童发育的第一个重要阶段（表3-1）。

表 3 - 1　新生儿的分类

根据分娩时的孕龄	可把新生儿分为足月儿（胎龄满 37 周，不满 42 周）、早产儿（胎龄满 28 周，不满 37 周）、过期产儿（胎龄满 42 周以上）
根据体重值	可把新生儿分为正常体重儿（体重大于 2500 克，小于 4000 克）、低体重儿（体重小于 2500 克）、巨大儿（体重大于等于 4000 克）
根据体重与孕龄的关系	可把新生儿分为适于胎龄儿（胎龄与体重相符）、小于胎龄儿（体重小于相应的胎龄）、大于胎龄儿（体重大于相应胎龄）
根据诞生后的时间	可把新生儿分为早期新生儿（诞生一周以内的新生儿）、晚期新生儿（出生第 2 周到第 4 周末）
根据诞生后的健康状况	可把新生儿分为健康新生儿（无任何危象的新生儿）、高危新生儿（出生危象或可能发生危重情况的新生儿）

1. 身长标准

新生儿诞生时的平均身长为 50 厘米，男女婴有 0.2 ~ 0.5 厘米的差别。正常新生儿之间，身长也略有差异，但差异很小。

怀孕这样调：

怀得上，生得顺，养得好

2. 体重标准

新生儿诞生时平均体重为 3000~3300 克。最新统计表明，新生儿平均体重已达 3500 克，目前还有继续增长的趋势，巨大儿出生率同样有所提高。

3. 头围标准

新生儿诞生时随着体重的增加，平均头围也相应增加，最新统计显示，新生儿平均头围已达 3.5 厘米。

4. 身高测量方法

测量新生儿身高，必须有两个人进行。一人用手固定好宝宝的膝关节、髋关节和头部，另一人用皮尺测量，从宝宝头顶的最高点至足跟部的最高点。测量出的数值，即为宝宝身高。

5. 头围测量方法

上缘和枕后，回到起始点，周长数值即宝宝头围。

6. 胸围测量方法

软皮尺经过宝宝两乳头，平行绕一周，数值即胸围。

7. 腹围测量方法

软皮尺经过宝宝肚脐上方边缘，平行绕一周，数值即腹围。

8. 眼距测量方法

用软皮尺小心测量宝宝两眼内眦到眼间的距离，数值即为眼距。

9. 眼裂测量方法

用软皮尺小心测量宝宝眼外眦到内眦的距离，数值即为眼裂。

新生儿特有的生理现象

父母需要了解一些新生儿期会出现的特殊生理现象，一旦宝宝出现了这些状况，父母不至于惊慌失措。

1. 生理性体重下降

宝宝出生后的前几天体重可能没有增加，反而有所下降，即为生理性体重下降。这是由于宝宝出生后吃奶量还不多，通过排尿、排胎便或出汗等途径使水分丢失造成的，一般 7 ~ 10 天即可恢复正常体重，并开始正常的体重增长。

2. 生理性黄疸

宝宝出生 2 ~ 3 天后，皮肤出现轻度发黄，但精神、吃奶都很好，这就是生理性黄疸。这是由于胎儿时期体内的红细胞数量较多，出生后红细胞破坏，产生过量的胆红素。而新生儿肝脏代谢胆红素的能力较低，多余的胆红素在血液内积聚，从而染黄了皮肤和巩膜。这种现象一般会在出生后 7 ~ 10 天内自行消退。

3. 生理性阴道出血及乳房肿大

新生女婴在出生后，阴道可能有少量的血性分泌物排出。一些男婴和女婴还可能有乳房肿大的现象，这是由于宝宝出生后，体内来自母体的雌激素水平骤减的原因所致。请不要紧张，也不用处理，几天后会自然消失。

4. "螳螂嘴"和"马牙"

有些新生儿口腔的两侧颊部都有一个较厚的脂肪垫隆起，老百姓俗称

怀孕这样调：
怀得上，生得顺，养得好

"螳螂嘴"。有人认为"螳螂嘴"妨碍婴儿吃奶，要将它去掉。其实这样做是不科学的，脂肪垫属于新生儿正常的生理现象，不仅不会影响宝宝吸奶，反而有助于宝宝吸吮。有些宝宝的牙龈上，有时会看到一些淡黄色米粒大小的颗粒，被俗称为"马牙"，有人习惯将它用粗布擦掉。所谓"马牙"是由上皮细胞堆积而形成的，属于正常生理现象，几个星期后会自行消失。

新生宝宝大便稀不是病

宝宝如果吃的是母乳，那么宝宝的便便就会呈金黄色，偶尔会微带绿色且比较稀；或呈软膏样，均匀一致，带有酸味且没有泡沫。

通常在新生儿期大便次数较多，一般为一天排便 2~5 次，但有的婴儿会一天排便 7~8 次。随着孩子月龄的增长，大便次数会逐渐减少，2~3 个月后大便次数会减少到每天 1~2 次。因此，吃母乳的婴儿如果出现大便较稀、次数较多等情况，只要婴儿精神饱满，吃奶情况良好，身高、体重增长正常，家长就没有必要担忧。

如果婴儿吃的是配方奶，那么大便通常呈淡黄色或土黄色，比较干燥、粗糙，如硬膏样，常带有难闻的粪臭味。如果奶中糖量较多，大便可能变软，并略带腐败样臭味，而且每次排便量也较多。有时大便里还混有灰白色的"奶瓣"。

如果宝宝的身体健康有问题了，便便也会和平时不一样。

新生儿的大便呈黄色，且粪与水分开，大便次数增多，说明新生儿消化不良，提示母乳中含糖分太多。因为糖分过度发酵会使新生儿出现肠胀气，大便多泡沫、酸味重，妈妈应该限制糖的摄入量，适当控制淀粉的摄入量。

当母乳中脂肪含量过多时，新生儿会出现大便次数增多，粪便中有不消化的食物。这时可缩短每次喂奶的时间，让孩子吃前一半的乳汁。因为母乳的前半部分蛋白质含量较多，容易消化，富于营养，而后半部分脂肪含量较多，不易消化。必要时母亲可在喂奶前半个小时至一个小时，先饮一大杯淡盐开水，稀释乳汁，然后再给孩子哺乳。

当母乳中蛋白质过多或蛋白质消化不良时，新生儿的大便有硬结块，恶臭如臭鸡蛋味，此时妈妈应该注意限制鸡蛋、瘦肉、豆制品、奶类等蛋白质含量高的食品的摄入量。

当母乳喂养不足时，大便色绿量少且次数多，呈绿色黏液状，新生儿常因饥饿而多哭闹。这种情况只要给予足量喂养后，大便就可以转为正常。

当肠道感染时，大便呈溏薄或水样的黏液便，且脓性腥臭，这时需要带宝宝去医院就诊。

新生宝宝的洗头护发方法

1. 新生宝宝头顶的乳痂怎样去除

新生宝宝的头皮皮脂分泌旺盛，因此如果不及时清除分泌物，很容易造成头皮上的脏物积聚，时间一长，便会形成厚痂，这就是所谓的乳痂。因此它属于一种正常现象，不需要找医生，自己便能处理。

父母可以用温水将宝宝的头淋湿，然后涂一点宝宝油或橄榄油。当乳痂软化后，再用软硬适宜的刷子将头部的大块乳痂刷掉。最后再用婴儿专

怀孕这样调：

怀得上，生得顺，养得好

用洗发乳洗掉即可。

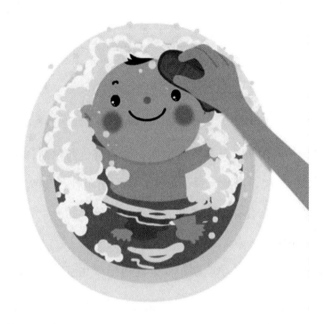

2. 如何给宝宝洗头最科学

经常给宝宝洗头有很多好处，它可以防止头垢的形成，还能使头皮得到良性刺激，从而避免头皮发痒、起疱或感染。

给宝宝洗头时要控制水温，夏天最好是 37 ~ 38℃，冬天可以在此基础上高出 4 ~ 5℃。选择的洗发乳最好是儿童洗发乳。因为成人的洗发水乳的碱性会破坏宝宝头皮皮脂。造成头发干燥、头皮发痒。

3. 如何为宝宝的头发做日常护理

如何才能让宝宝拥有一头健康浓密的头发呢？应该有适当的阳光对宝宝头皮进行照射，因为阳光中的紫外线可以促进头皮血液循环，改善发质。但是在阳光强烈的中午，不要让宝宝的头皮受到暴晒，最好要使用一顶遮阳帽，防止晒伤头皮。

参考文献

［1］威廉·西尔斯，玛莎·西尔斯，罗伯特·西尔斯，等．西尔斯亲密育儿百科．邵艳美，唐婧，译．海南：南海出版社，2009．

［2］赵玥．能吃会补：孕产期的膳食影响孩子的一生．北京：民主与建设出版社，2010．

［3］林玥，刘志芳．孕产期饮食全程指导．北京：中国医药科技出版社，2014．

［4］叶敦敏．怀得上，生得下2．南京：江苏凤凰文艺出版社，2014．